W0253419

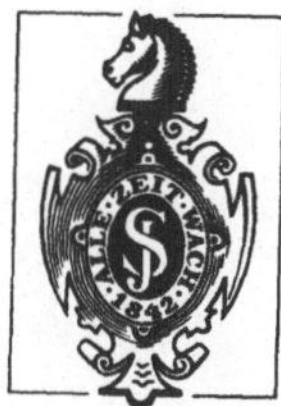
ALLE ZEIT WACH
1842

B. L. Bauer (Hrsg.)

Das traumatisch-hirnorganische Psychosyndrom

Probleme der Diagnose und Therapie

Mit Beiträgen von B. L. Bauer, R. Becker, R. Buhl, W. Dauch, W. Dimpfel, M. Hoffmann, G. Huffmann, A. Karimi und A. Thiel

Springer-Verlag
Berlin Heidelberg New York
London Paris Tokyo
Hong Kong Barcelona
Budapest

Prof. Dr. med B. L. BAUER
Klinik für Neurochirurgie
Zentrum für Operative Medizin I
Klinikum der Philipps-Universität Marburg
Baldingerstraße
35033 Marburg

Mit 19 Abbildungen, davon 11 in Farbe

ISBN-13:978-3-540-57651-8 e-ISBN-13:978-3-642-78787-4
DOI: 10.1007/978-3-642-78787-4

Satz: Datenkonvertierung im Springer-Verlag
25/3130–5 4 3 2 1 0 – Gedruckt auf säurefreiem Papier

Vorwort

B. L. BAUER

Aspekte traumatischer hirnorganischer Durchgangssyndrome

Täglich werden wir in unseren Krankenhäusern mit Patienten nach Unfällen konfrontiert, die neben den speziellen Problemen der Traumatologie neuropsychiatrische Auffälligkeiten zeigen. Hierbei nimmt das sog. organische Psychosyndrom einen besonderen Stellenwert ein. Durch das ganze Jahrhundert können wir die Bemühungen verfolgen, körperlich begründbare von den sog. endogenen Psychosen zu unterscheiden. Das polyphene Erscheinungsbild, die Variationsbreite und auch die Kombination verschiedenartiger psychopathologischer Merkmale erschweren es außerordentlich, diese seelischen Störungen diagnostisch zu erfassen. Bereits 1910 hat Bonhöffer den „exogenen Reaktionstyp" gegenüber den endogenen Psychosen abgegrenzt. E. Bleuler konnte 1916 diesen Begriff etwas deutlicher fassen, und Kurt Schneider hat schließlich 1948 die körperlich „begründbaren Psychosen" von den endogenen Psychosen und den abnormen Spielarten seelischen Wesens, den „Psychopathien", abgegrenzt. Hans Heinrich Wieck hat den Begriff des organischen Psychosyndroms geprägt und großen Wert darauf gelegt zu zeigen, daß es sich bei diesen reversiblen Durchgangssyndromen mit Bewußtseinstrübung, Bewußtlosigkeit und Koma um Schäden handelt, die meist streng mit der Schwere der Hirnschädigung korrelieren. Die Kombination von deliranten Zuständen, psychomotorischer Unruhe, amnestischen Syndromen sowie asthenisch-affektiven Reaktionsweisen deutet bereits auf die Vielfalt der Phänomenologie solcher Durchgangssyndrome hin. Die Dynamik, aber auch die Symptomatik dieser reversiblen Syndrome ist daher vielfältig und wir haben uns vorgenommen, das Problem von mehreren Seiten zu beleuchten.

Es gibt kaum einen Begriff in der Medizin, der so schlecht verstanden ist und so viel Verwirrung hervorgebracht hat wie der des organischen Psychosyndroms oder, wie wir auch im klinischen Sprachgebrauch sagen, des hirnorganischen Durchgangssyndroms. Es bedarf daher zunächst einer Begriffsbestimmung, Einengung und Reduzierung auf den eigentlichen Sinngehalt dieser Diagnose. Insbesondere möchten wir die reversiblen affektiv-emotionalen Ich-Störungen und Persönlichkeitsveränderungen nach Schädel-Hirn-Verletzungen gegenüber irreversiblen Schäden mit Persönlichkeitsabbau (Demenz) abgrenzen. Wir können leichte Durchgangssyndrome mit Tempostörungen des Antriebs und einer Rarifizierung und Verlangsamung der affektiv-emotionalen Beziehungen von mittelschweren und schweren Durchgangssyndromen unterscheiden, bei denen wir eher depressiv getönte, aber auch gespannt aggressive Affektstörungen mit psychomotorischer Unruhe beobachten. Solche Zustände können jedoch auch mit amnestischen Durchgangssyndromen (mit Verkennung von Ort und Zeit, ängstliche Verstimmung und dem passageren Verlust der Kriterien für die eigene Identität) legiert sein. Die Merkfähigkeit ist oft so weit herabgesetzt, daß wir von einem Sekunden- oder Minutengedächtnis sprechen können. In anderen Fällen entwickeln sich schwere bis schwerste Formen der Antriebsstörung bis hin zum organischen Stupor. Wenn sich schließlich eine Bewußtseinstrübung oder gar eine Bewußtlosigkeit einstellt, die Reflexe kaum noch auslösbar sind und Probleme der zentralen Regulation im Sinne von Blutdruck- und Pulskrisen, Atemstörungen, vegetativen Zeichen der zentralen Entgleisung auftreten, so haben wir es mit dem schwersten Bilde solcher hirnorganischen Durchgangssyndrome zu tun, die dann schließlich sogar intensivmedizinische Behandlung erfordern. Jeder Neurochirurg, jeder Chirurg und Traumatologe wird täglich mit solchen hirnorganischen Durchgangssyndromen konfrontiert und kann ein Lied von der Problematik der Therapie solcher Störungen singen. In diesen Fällen taucht das Problem der Analgosedierung oder gar einer Analgosedierung und Relaxierung auf.

Das traumatische organische Psychosyndrom und die Schwierigkeiten der Analgesie und Sedierung möchte ich als zentrale Diskussionspunkte unserer kleinen Tagung nennen und Ihnen nun die Referenten vorstellen.

Prof. Dr. W. Dimpfel, Pharmakologe in Gießen, beschäftigt sich mit der Problematik der Pharmakotherapie und des EEGs. Ich denke, sein Beitrag: „Pharmakologische Aspekte der Analgosedierung“ nimmt im Rahmen der Problematik, die wir heute behandeln wollen, einen besonderen Stellenwert ein, da er insbesondere zu den Arzneimittelinteraktionen Stellung nehmen wird.

Prof. Dr. U. G. Huffmann, Direktor der Neurologischen Universitätsklinik der Phillipps-Universität Marburg, gehört zusammen mit Werner Scheidt, H. H. Wieck und anderen zur Kölner „Neurologenschule“, die den Begriff des hirnorganischen Durchgangssyndroms geprägt hat. Der Beitrag von Herrn Prof. Dr. Huffmann: „Das hirnorganische Psychosyndrom, traumatische Verlaufsformen“ wird durch die Präsentation von 2 Patienten ergänzt.

Dr. A. Thiel ist Oberarzt der Anaesthetischen Abteilung des Klinikums in Gießen, beschäftigt sich insbesondere mit den vegetativen Reaktionen von Herz, Kreislauf und Atmung im Zusammenhang mit der Analgosedierung, so daß uns sein Beitrag: „Probleme der Atmung/Beatmung und Hämodynamik unter sedativ-analgetischer Medikation“ besonders wichtig ist.

Dr. R. Buhl ist Leiter einer großen, interdisziplinären Intensivstation des Klinikums der Heinrich-Heine-Universität Düsseldorf. Er wird aus seiner großen Erfahrung mit Langzeit-Analgosedierung und der Respiratorentwöhnung solcher Patienten zweifellos unsere Diskussion berreichern.

Dr. W. Dauch und *Dr. R. Becker* aus meiner Klinik werden Ihnen zwei Kinder vorstellen mit den speziellen Problemen, die wir mit der Analgosedierung bei Schädel-Hirn-Traumata gemacht haben.

Meine Damen und Herren, basierend auf den Referaten und den folgenden Fallvorstellungen möchten wir dann mit dem Ziel diskutieren, eine Empfehlung zur Therapie und Handhabung des hirnorganischen traumatischen Durchgangssyndroms zu erarbeiten.

Inhaltsverzeichnis

Teil I: Grundlagen

Teil II: Wie würden Sie entscheiden? Falldemonstrationen in Arbeitsgruppen

Teil III: Diskussionen und Zusammenfassung

Mitarbeiterverzeichnis

Prof. Dr. med B. L. BAUER
Klinik für Neurochirurgie
Zentrum für Operative Medizin I
Klinikum der Philipps-Universität Marburg
Baldingerstraße
35033 Marburg

Dr. med. R. BECKER
Klinik für Neurochirurgie
Zentrum für Operative Medizin I
Klinikum der Philipps-Universität Marburg
Baldingerstraße
35033 Marburg

Dr. med. R. BUHL
Anaesthesiologische Abteilung
Heinrich-Heine-Universität
Moorenstraße
40225 Düsseldorf

Priv-Doz. Dr. med. W. DAUCH
Klinik und Poliklinik für Neurochirurgie
Klinikum der Philipps-Universität Marburg
Baldingerstraße
35033 Marburg

Prof. Dr. med. W. DIMPFEL
Pro Science
Private Research Insitute GmbH
Kurt-Schumacher-Straße 9
35440 Linden

Dr. med. M. HOFFMANN
Klinik für Neurochirurgie
Zentrum für Operative Medizin I
Klinikum der Philipps-Universität Marburg
Baldingerstraße
35033 Marburg

Prof. Dr. med. G. HUFFMANN
Klinik und Poliklinik für Neurochirurgie
Zentrum für Nervenheilkunde
Klinikum der Philipps-Universität Marburg
Baldingerstraße
35033 Marburg

Univ.-Prof. Dr. med. A. KARIMI
Neurochirurgische Klinik
der Universität zu Köln
Joseph-Stelzmann-Straße 9
50931 Köln

Prof. Dr. med. H. LENNARTZ
Interdisziplinäres Medizinisches Zentrum
Abteilung für Anaesthesie und Intensivmedizin
Klinikum der Philipps-Universität Marburg
Baldingerstraße
35033 Marburg

Prof. Dr. med. A. THIEL
Abt. Anästesiologie und
Operative Intensivmedizin
Klinikstraße 29
35392 Gießen

Teil I: Grundlagen

Pharmakologische Aspekte der Analgosedierung

W. DIMPFEL

Der Pharmakologe beschäftigt sich nicht nur mit den Substanzen und der Medikamentenwirkung als solcher, sondern auch mit deren Interaktionen. In aller Regel hat auch der Anästhesist mit mehreren Medikamenten gleichzeitig zu tun; im ersten Teil, der sich mehr auf präklinischer Seite bewegt, soll verdeutlicht werden, wie schwierig es ist, die Wirkung eines einzigen Medikamentes z.B. an der Ratte zu erfassen. Dies gilt insbesondere für das ZNS. Umso schwieriger wird es sein, dort Arzneimittelinteraktionen zu messen.

Probleme der Klinik:
- kinetische Faktoren, die bei der Medikamentenwirkung eine große Rolle spielen,
- Metaboliten, die die reine Wirkung des Medikamentes immer wieder verschleiern,
- dynamische Faktoren, die sich, was gerade bei der Analgosedierung eine große Rolle spielt, in unterschiedlichen Zeit-Wirkungs-Profilen äußern,
- insbesondere in zusammengesetzten Medikamenten: Problem der Dosisabstimmung sowie zum einen potenzierende, aber auch antagonisierende Wirkqualitäten,
- Nebenwirkungsprofil.

Tabelle 1. Allgemeine Probleme von Arzneimittelinteraktionen

kinetische Faktoren	dynamische Faktoren
Enzyminduktion	unterschiedliche Wirkdauer
Metabolismus	Dosisabstimmung
	potenzierende Wirkung
	antagonisierende Wirkung
	Nebenwirkungsprofil

Tabelle 2. Häufig eingesetzte Pharmaka im Rahmen der Analgosedierung

Analgesie	Anxiolyse	Sedation
Fentanyl	Diazepam	Haloperidol
Morphium	Flunitrazepam	Prothipendyl
Tramadol	Midazolam	Methohexital
Ketamin	Chlormezanon	Clonidin

during the awake
state the EEG
shows dominance
of an alpha to
beta wave
pattern
during sleep a
slow delta to
theta wave pattern
develops
delta predominance with
high dose opioids or
isoflurane

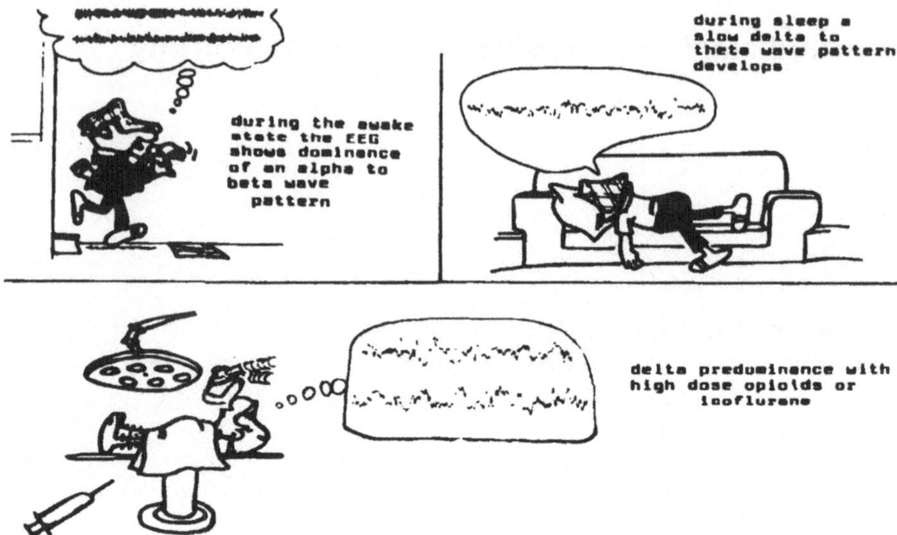

Abb. 1. Representative example of the various EEG frequencies appearing at different situations in life. Each band is associated with certain physiological states: beta is referred to as being awake and alert, alpha dominance is found in a relaxed and drowsy state, while delta and theta waves indicate pathology except during the different stages of sleep (aus: Freye 1990)

Die Lindener Forschungsgruppe von Prof. Dimpfel (Universität Gießen) hat die Wirkung einzelner Medikamente auf das ZNS am Beispiel der Ratte untersucht und eine erhebliche Datenbank von Medikamentenwirkungen auf der Basis des EEG erstellt; um diese Medikamentenwirkungen, wie sie sich im EEG der Ratte darstellen, zu zeigen, und die Korrelationen zwischen Elektrophysiologie und Biochemie zu veranschaulichen, wurden aus dieser Datenbank Präparate, die im Rahmen der Analgosedierung eine Rolle spielen, herausgesucht. Es sollte bewiesen werden, daß sich die unterschiedlichen Wirkqualitäten dieser Substanzen quantitativ anhand des Elektroenzephalogramms unterscheiden lassen.

Das EEG ist im Rahmen der Anästhesie und auf der Intensivstation seit langem bekannt. Die Literaturangaben enthalten Titel, die schon seit 1983 auf dem Markt sind und die immer wieder das gleiche Thema beinhalten, nämlich den Versuch, die Wirkung der Medikamente quantitativ zu erfassen.

Dieser Versuch stößt natürlich immer wieder auf Probleme, die am besten mit einem Cartoon zu belegen sind, der aus einem dieser Bücher (Freye 1990) entnommen ist (Abb. 1).

In dieser vereinfachten Darstellung scheint es so, als ob man auf Grund der Bewertung des Analogsignals schon eine Aussage darüber machen kann, ob der Mensch munter ist, ob er schläft oder ob er in Narkose ist. In der Realität aber muß man versuchen, die EEG-Signale in eine Form zu bringen, die lesbar ist.

Die Forschungsgruppe am Lindener Institut beschäftigt sich seit etwa 10 Jahren mit einer Technik, mit der das EEG aus der Tiefe des Gehirns einer Ratte abgeleitet werden kann.

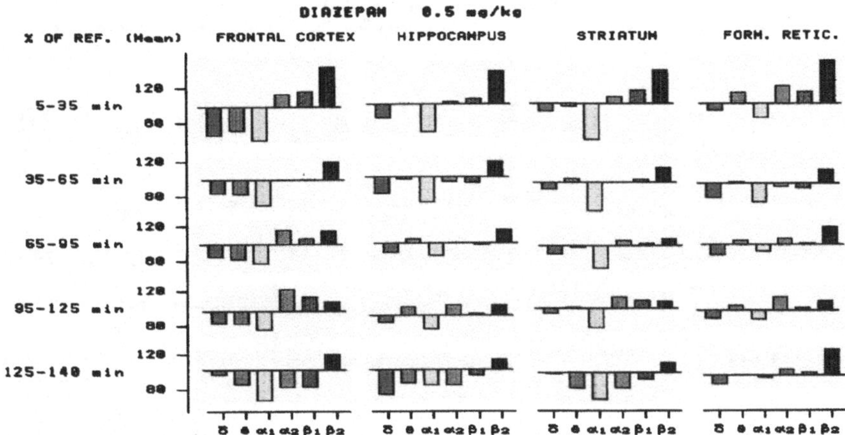

Abb. 2. Tranquilizer: Wirkung von Diazepam

In einem normalen EEG können, wie Abb. 1 zeigt, aus diesem Analogsignal nur sehr grobe Anhaltspunkte für eine Medikamentenwirkung gefunden werden; dennoch ist dies möglich. Berger, der bereits 1929 Medikamentenwirkungen beschrieben hat, führte, in Zusammenarbeit mit Dietzsch 1932 als erster eine Frequenzanalyse des Signals durch. Der Begriff der Frequenzanalyse soll folgendermaßen veranschaulicht werden: Wenn verschiedene Sinuswellen verschiedener Amplituden, verschiedener Frequenz überlagert werden, kann man in der sog. Fourier-Synthese ein etwas komplexeres Signal aufbauen. Einfach beschrieben, verbirgt sich hinter dem Begriff Fourier-Analyse folgendes: Man nimmt an, dieses Signal sehe so ähnlich aus wie das EEG-Signal und versucht, diejenigen Sinuswellen zu bestimmen, aus denen man dieses Signal zusammensetzen könnte.

Im Versuch der Forschungsgruppe wurden Elektroden bei der narkotisierten Ratte chronisch in den frontalen Kortex, in das Striatum, in den Hippocampus und in die Substantia nigra implantiert. Nach Ablauf von 2 Wochen ist es über diese Elektroden möglich, kontinuierlich Feldpotentiale abzuleiten und sie mit Hilfe eines von der französischen Weltraumforschung (SFENA) entwickelten Systems telemetrisch zu übertragen. Während des Versuchsablaufs wird ein kleiner Sender aufgesteckt und mit einer kleinen Batterie versorgt. Um die Hirnaktivität kontinuierlich verfolgen und gleichzeitig über eine Fast-Fourier-Transformation quantifizieren zu können, unterteilt man das sog. Fast-Fourier-Spektrum in verschiedene Frequenzbereiche: auf der x-Achse die Frequenzen, auf der y-Achse die Leistungsdichte $\mu V^2/Hz$. Diese naturwissenschaftliche Größe im Meter-Kilogramm-Sekundensystem erlaubt es, die Wirkung eines Medikamentes innerhalb verschiedener Frequenzen durch Zunahme und Abnahme der Leistungsdichte zu beschreiben.

Einige Beispiele werden die Wirkungen verschiedener Medikamente veranschaulichen. Diazepam, ein Tranquilizer, wird in einer Lösung von 0,5 mg/kg gespritzt und in halbstündigem Abstand verfolgt (Abb. 2).

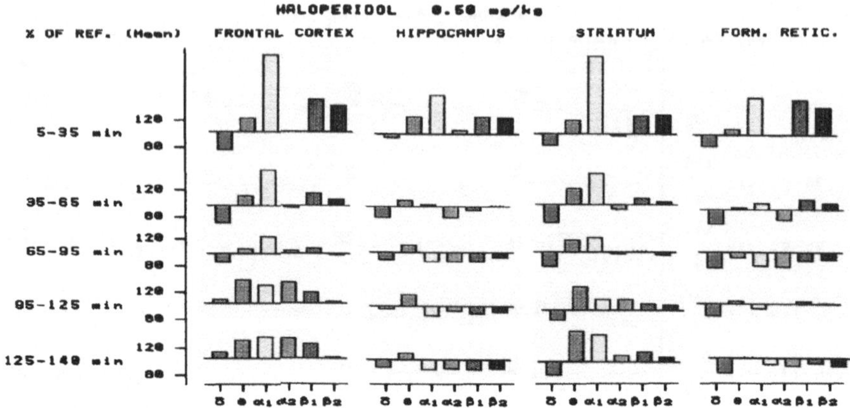

Abb. 3. Neuroleptikum: Wirkung von Haloperidol

Die Aktivität der verschiedenen Hirnregionen – frontaler Kortex, Hippocampus, Striatum und Reticularis – ist aufgeteilt in 6 verschiedene Frequenzbänder. Die langsamen α-Wellen sind rot, die ϑ-Wellen orange, die α_1-Wellen gelblich, die α_2-Wellen grün, die β_1-Wellen blau und die β_2-Wellen dunkelblau. Im ersten Moment wirkt die Einteilung willkürlich, nach den Erfahrungen der Forschungsgruppe jedoch besitzt sie durchaus physiologische Relevanz. Entscheidend dabei ist, daß sich die Arbeit der Gruppe in den letzten Jahren nicht nur auf die Beschreibung der Medikamentenwirkung, sondern auch auf den Versuch, Korrelationen zur biochemischen Transmission zu finden, bezog. Eine kurze Zusammenfassung dieser Bemühungen soll als Interpretationshilfe für Abb. 3 dienen:

Die δ-Wellen stehen unter cholinerger Kontrolle, wie durch die Injektion entsprechender Medikamente mit relativ spezifischem, biochemisch definiertem Angriffspunkt entdeckt und durch Rückschlüsse bezüglich der Frequenzänderung belegt wurde. Wann immer cholinerge Pharmaka appliziert wurden, änderten sich die δ-Wellen.

Über die Bedeutung hinsichtlich des zentralanticholinergen Syndroms oder Durchgangssyndroms muß diskutiert werden. Das heißt, wann immer man δ-Veränderungen sieht, kann man vermuten, daß die Substanz möglicherweise zu dem Syndrom beiträgt.

Die ϑ–Wellen stehen unter noradrenerger Kontrolle. Inzwischen liegen Befunde auch für den Menschen vor, die mit den Rattenversuchen übereinstimmen. Die α_1-Wellen könnten mit den serotonergen Mechanismen in Relation gebracht werden, aber die Korrelationen sind nicht ganz so fest. Sicher lassen sich allerdings die α_2-Wellen und die Relation zum dopaminergen System feststellen. Die β_1-Wellen und β_2-Wellen stehen unter glutamaterger bzw. GABA-erger Kontrolle, was daraus geschlossen werden kann, daß diese Frequenzbänder durch Ketamin bzw. Benzodiazepine nicht nur bei Tieren, sondern auch beim Menschen am deutlichsten beeinflußt werden. Der zweite Teil enthält Abbildungen aus dem EEG am Menschen, in denen diese β-Wellenerhöhung als Maß für die Wirkung von einem Benzodiazepin

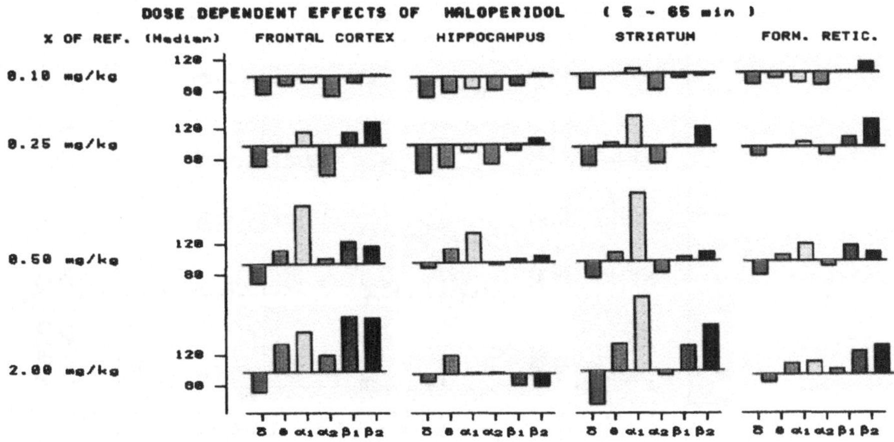

Abb. 4. Dosis-Wirkungskurve von Haloperidol

angesehen werden kann. Die übrigen Benzodiazepine können kurz abgehandelt werden. Die Wirkung von Midazolam und von Flunitrazepam ist ähnlich. Das grundsätzliche Profil der Benzodiazepine ist voneinander kaum verschieden und die Unterschiede liegen in erster Linie im Wirkungsmaximum und in der Zeitdauer der Wirkung; aber es gibt kleinere Differenzen. Mit Hilfe der Diskriminanzanalyse, in die diese Parameter eingegeben werden, können auch die einzelnen Benzodiazepine voneinander getrennt werden. Entscheidend aber ist, daß ein quantitatives Maß für die Wirkung vorhanden ist (s. auch Mandema et al. 1991).

Neuroleptika

Zunächst soll anhand einer Reihe von Beispielen bewiesen werden, daß die Wirkung von Neuroleptika gemessen werden kann. Im Bereich der α_1-Wellen zeigt sich im Gegensatz zu den Tranquilizern eine sehr hohe Zunahme (Abb. 3). Ähnlich wie bei diesen ist eine β-Erhöhung festzustellen, und im Zeitgang wird sichtbar, daß die Wirkung innerhalb von 1–1 1/2 h deutlich nachläßt. Abbildung 3 zeigt die Wirkung von Haloperidol (0,5 mg/kg).

Abbildung 4 zeigt die entsprechende Dosis-Wirkungsbeziehung.

Im ganz niedrigen Dosisbereich ähnelt das Muster von Haloperidol einem dopaminergen Muster, und zwar dem eines Dopaminagonisten. Sobald man die Dosis etwas erhöht, in der Abbildung auf 0,25 mg/kg, entsteht das typische Neuroleptikaprofil. Bei der nächsten Dosierung ändert sich das Profil wieder, d.h. den Dosisbereich abgreifend, sind innerhalb eines relativ engen Bereiches sehr starke qualitativ unterschiedliche Wirkungen und nicht nur quantitative Unterschiede sichtbar. Anders die Beziehung beim Neuroleptikum Dominal (Abb. 5): Die fast lineare Beziehung von der Dosis von 0,25 mg bis zu 4 mg bedeutet, daß bei diesem Medikament eine Art Cealing-Effekt auftritt; wichtig ist die Beobachtung deshalb, weil eine größere therapeutische Breite angenommen werden kann. Im übrigen hat dieses

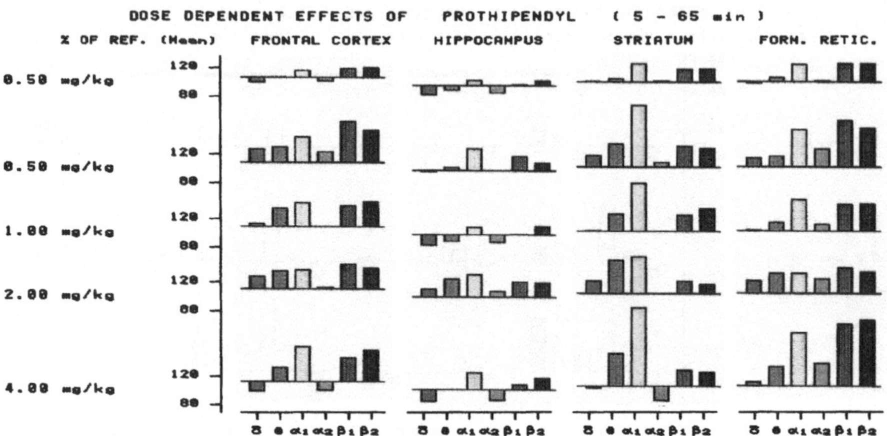

Abb. 5. Dosis-Wirkungskurve von Prothipendyl

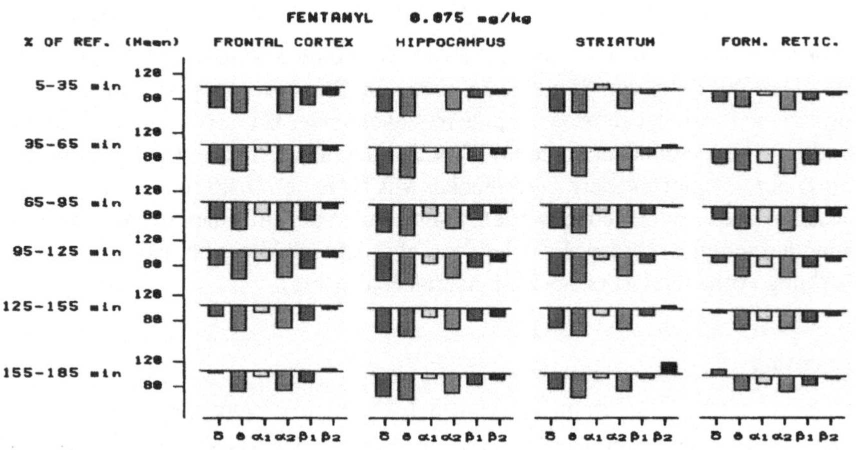

Abb. 6. Analgetikum: Fentanyl

Präparat starke sedative Eigenschaften und erscheint aus der Sicht des Theoretikers in jeder Hinsicht alternativ zum Haloperidol einsetzbar.

Von den sedierenden Pharmaka zur Analgesie: Eines der am häufigsten verwendeten Pharmaka ist das Fentanyl (Abb. 6).

Ein sehr klares und stabiles Muster ist mit einer Dosis von 0,075 mg/kg I.P. früh erkennbar und entspricht durchaus klinischen Dosierungen. Vor allem im δ- und ϑ-Bereich sind starke Abnahmen sichtbar, kaum im α_1-Bereich, aber im α_2- und β-Bereich. Das Muster ist sehr stabil und ändert sich auch bei starker Erhöhung der Dosis nicht (Abb. 7).

Am Anfang erkennt man eine geringe α_1-Zunahme, aber davon abgesehen beschreibt Fentanyl bei höherer Dosierung das gleiche qualitative Muster. In der veränderten Zeitachse, dem 3/4h-Takt, wird eine Langzeitwirkung deutlich; d.h.

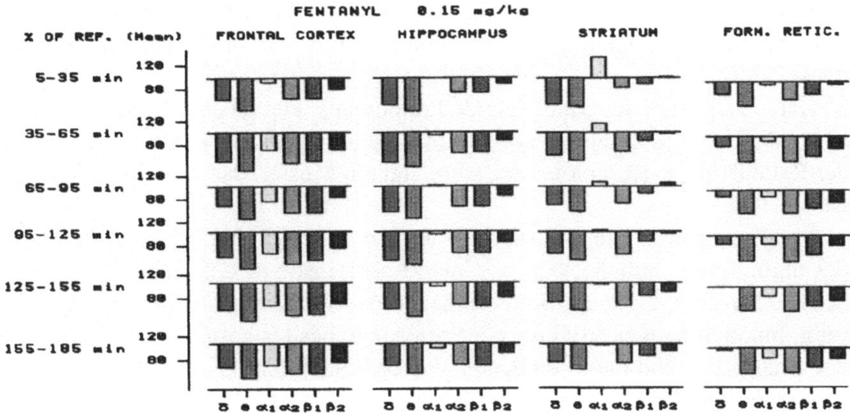

Abb. 7. Fentanyl, verdoppelte Dosis

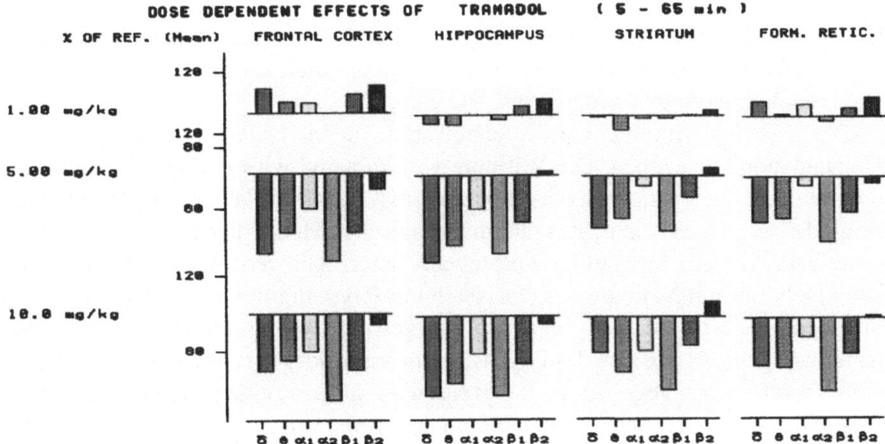

Abb 8. Dosis-Wirkungskurve von Tramadol

Fentanyl hat einen Cealing-Effekt: Bei höherer Dosierung erreicht man zwar eine etwas stärkere, aber in erster Linie eine Verlängerung der Wirkung. Das macht die Verwendung des Medikamentes relativ unkompliziert, da nicht befürchtet werden muß, daß man zu schnell in den Nebenwirkungsbereich hineinkommt. Allerdings muß natürlich bei höherer Dosierung eine Atemdepression einkalkuliert werden, kann aber in diesem Zusammenhang nicht direkt erfaßt werden. Die grundsätzliche Aussage, die zunächst nur für den Tierversuch mit der Ratte gilt, erlaubt es, die Medikamentenwirkung quantitativ zu beschreiben und auch, und das ist der Vorteil der Methodik, sie mit anderen Medikamentenwirkungen zu vergleichen.

Ein anderes Analgetikum, das Tramadol, weist durch den Wirkungsmechanismus (μ-Rezeptor-Agonist) eine Ähnlichkeit zum Fentanyl auf (Abb. 8).

Vorsicht ist bei Tramadol insofern geboten, als der Wirkstoff bei der Ratte anders metabolisiert wird als beim Menschen: Beim Menschen entsteht ein Metabolit, der nicht so stark im Opiatsystem wirkt, so daß die Wirkung bei der Ratte identisch mit Fentanyl ist, beim Menschen aber voraussichtlich ein etwas anderes Muster aufweist.

Daran zeigt sich die grundlegende Problematik Tierversuch – Menschenversuch: beim Menschen muß die Wirkung immer sicherheitshalber kontrolliert werden. Bei der Ratte ist die μ-Rezeptorstimulation und ein Muster, das über die Zeit sehr stabil ist, sichtbar.

Morphin, ein weiteres Analgetikum, zeigt auch bei einer Dosierung von 0,3 mg/kg eine ähnliche Wirkung, wirkt aber insofern unterschiedlich, als es bei höherer Dosierung ein qualitativ anderes Profil induziert als bei niedriger Dosierung. Im quantitativen EEG bei der Ratte kann dies festgestellt werden. Die Gruppe der Analgetika sind damit eindeutig von den Neuroleptika und von den Tranquilizern unterscheidbar.

Arzneimittelinteraktionen

Ein Beispiel für eine Arzneimittelinteraktion, und zwar eine, die der Pharmakologe auch als Test für das Modell Tele-Stereo-EEG ansehen kann, ist mit Fentanyl und Naloxon durchgeführt worden (Abb. 9).

Die Fentanylwirkung wurde abgewartet, dann Naloxon, ein spezifischer Opiatantagonist, gegeben. Die Wirkung von Fentanyl wird praktisch antagonisiert und kehrt 20 min später wieder. Bekanntermaßen wirkt Naloxon relativ kurz; das zeigt, daß es sich um ein echtes pharmakologisches Modell handelt, in dem Arzneimittelinteraktionen, hier auf Rezeptorebene, untersucht werden können. Der Patient kann nicht nur mit Naloxon, sondern auch mit Physostigmin, einer diskussionswürdigen Alternative zum Naxolon, wieder aufgeweckt werden. In diesem Zusammenhang wird geprüft, wie sich das Physostigmin auswirkt, wenn es nach einer Prämedikation mit Fentanyl gegeben wird. Gezeigt wird die rein zeitabhängige Wirkung von Physostigmin, bei einer Dosis von 0,2 mg/kg (Abb. 10).

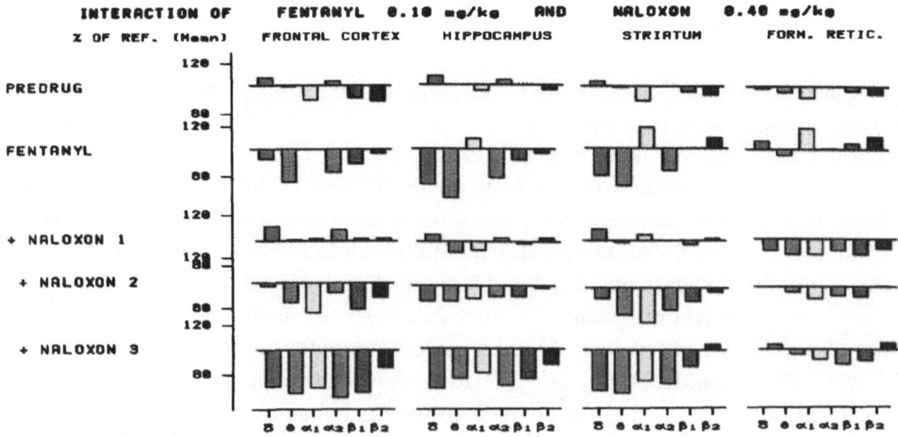

Abb. 9. Arzneimittelinteraktionen: Fentanyl und Naloxon

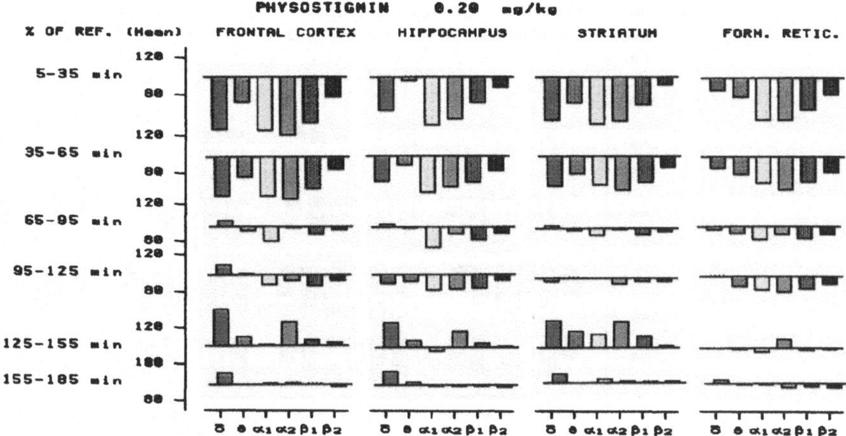

Abb. 10. Wirkung von Physiostigmin

Das Muster weist einen sehr starken δ-Anteil, aber auch eine Änderung der anderen Frequenzen auf. Wie eingangs beschrieben, lassen sich die Frequenzen mit Transmitteraktivitäten korrelieren. Gerade die Tatsache, daß das Muster so komplex ist, zeigt, daß die neuronale Kommunikation im ZNS nicht einseitig beeinflußbar ist. Es ist nicht möglich, ein Medikament oder eine Substanz zu verabreichen, die ein spezielles Transmittersystem beeinflussen soll, und zu erwarten, daß die gesamten neuronalen Feedbackzyklen es tolerieren. Man muß von einer Balance des Erregungsniveaus in den verschiedenen Hirnstrukturen ausgehen, wobei das Gehirn bei jedem Eingriff versucht, gegenzuregeln bzw. wieder eine entsprechend vorgegebene Balance zu erreichen. Ein Eingriff im dopaminergen oder im cholinergen System induziert Änderungen in anderen Transmittersystemen, wie sich auch an den komplexen Mustern zeigt. Darüber hinaus gibt es im niedrigen Dosisbereich einen Übergang, d.h. die Wirkqualität ändert sich über die Zeit.

Ein weiteres Beispiel ist die Wirkung von Fentanyl in Kombination mit Physostigmin (Abb. 11).

Die Wirkung von Physostigmin überlagert sich mit der Wirkung von Fentanyl. Ein sehr starker δ-Abstieg ist ebenso erkennbar wie ein typischer α_1-Abfall. Wie in der klinischen Praxis deutlich wird, hat der erwachende Patient im Unterschied zur Gabe von Naloxon keine Schmerzen, weil das Physostigmin auch analgetisch wirksam ist. Das ist z.B. bei der Entscheidung zu berücksichtigen, ob mit Naloxon oder mit Physostigmin aufgeweckt werden soll.

Zur Technik des klinischen Teils läßt sich folgendes ausführen: In den letzten 3 Jahren ist von der Lindener Forschungsgruppe ein System entwickelt worden, das das Verfolgen der quantitativen Änderungen von Medikamenten am Menschen ziemlich artefaktfrei, aber in Echtzeit ermöglicht. Gearbeitet wird nicht mit einer Telemetrie, sondern mit einer kleinen Headbox, in der die entsprechenden Verstärker und sonstigen Einheiten enthalten sind. Die Daten werden per Glasfaser übertragen, so daß auch störunanfällig im OP gearbeitet werden kann. Ein Beispiel ist die

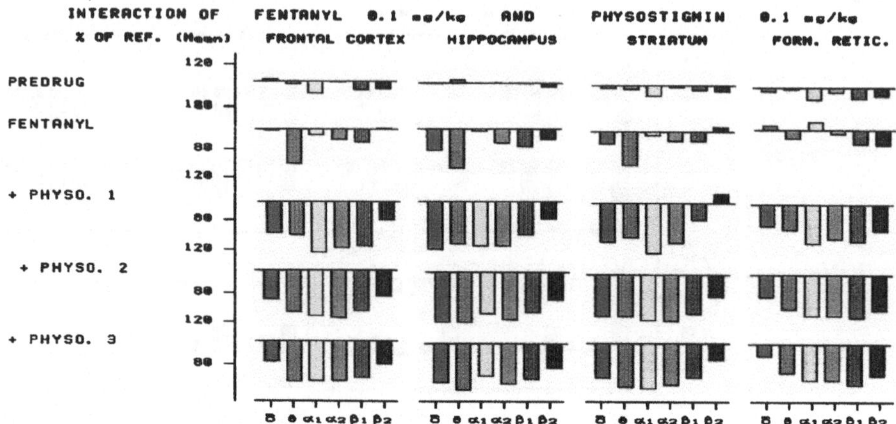

Abb. 11. Wirkung von Fentanyl in Kombination mit Physiostigmin

Wirkung von Rohypnol in einer Dosis von etwa 0,025 mg/kg; die entsprechenden Elektrodenpositionen sind unter den einzelnen Säulen markiert (Abb. 12a, b). Die Dosierung wird abends oral gegeben, die erste Messung erfolgt 5 min nach der Gabe. Eine beginnende β-Aktivierung zeichnet sich ab.

Im frontalen und zentralen Bereich – parietal – wird eine sehr starke Veränderung deutlich, während temporal oder okzipital kaum etwas zu sehen ist. Da die Verfolgung der Entwicklung am Bildschirm in Form der Dynamik entfällt, werden 4–5 min-Mittelwerte gebildet.[1]

Ein Vergleich 25 min nach Gabe von Flunitrazepam zeigt, daß sich die Wirkung sehr stark aufgebaut hat. Auch in den anderen topographischen Bezirken wird β-Aktivität sichtbar, d.h. die Medikamentenwirkung steigt schrittweise an. Diese β-Aktivität hängt mit den Rezeptorinteraktionen der Benzodiazepinrezeptoren und der GABA-Modulation zusammen.

Die Arbeitsgruppe Breimer-Danhoff (Mandema et al. 1991) hat verschiedene Benzodiazepine wie Midazolam und Flunitrazepam untersucht und festgestellt, daß auch die maximal erreichbare Erhöhung der β-Leistungsdichte mit der maximal erreichbaren Wirkstärke der einzelnen Benzodiazepine übereinstimmt. Aus der Sicht der Pharmakologie ein äußerst interessantes Ergebnis, das beweist, daß in dem Frequenzgehalt im β-Bereich ein quantitatives Maß gesehen werden kann, um z.B. die Wirkung der Benzodiazepine zu erfassen.

Dabei muß berücksichtigt werden, daß auch andere Medikamente zu β-Erhöhungen führen, was aber nicht zu dem Umkehrschluß: mehrere Medikamente oder andere Medikamente im Körper, die eine Erhöhung der β-Aktivität induzieren, wirken beruhigend, verleiten sollte. Es ist anzunehmen, daß die β-Wirkung einen bestimmten Erregungszustand des ZNS kodiert, gleich mit welchem Medikament es ausgelöst wird. Das Entscheidende ist, daß man mit Hilfe der präklinischen vorhan-

[1] Diese Daten wurden freundlicherweise von Herrn Dr. Zickmann und Herrn cand. med. Wulf in Gießen zur Verfügung gestellt.

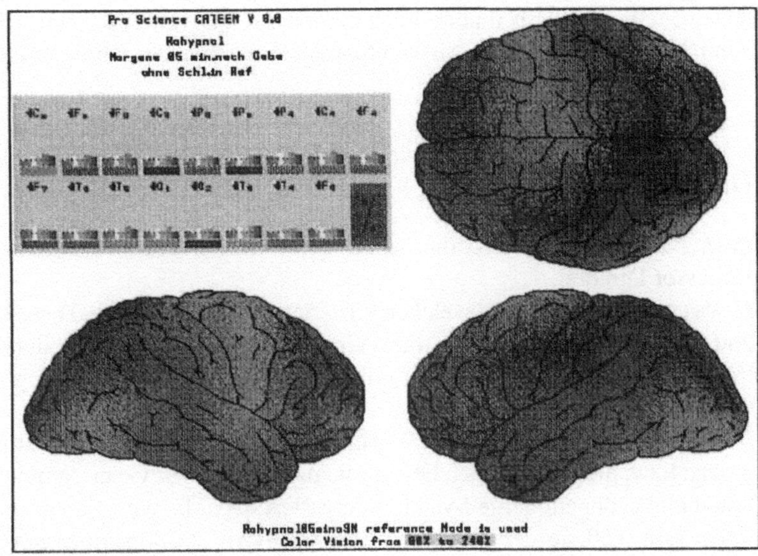

Abb. 12a. Wirkung von Rohypnol (nach 5 min)

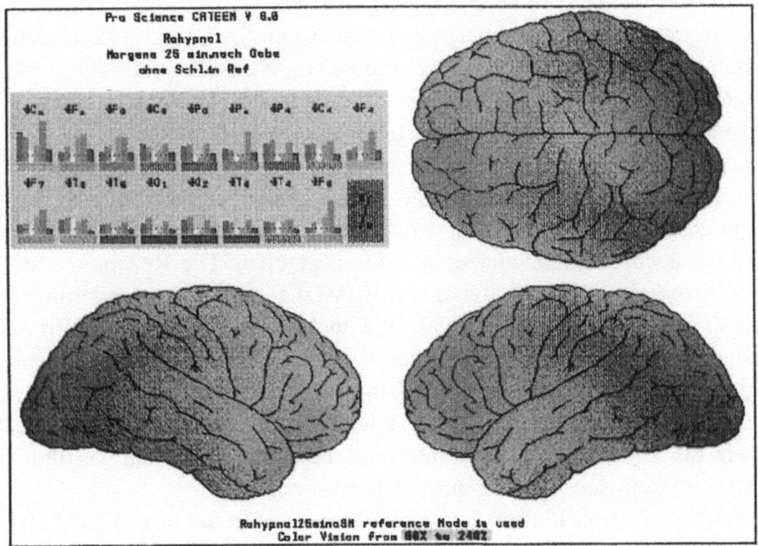

Abb. 12b. Wirkung von Rohypnol (nach 25 min)

denen Methode Medikamente mit möglichst selektivem „Wirkmuster" entwickeln kann, um die verwendeten Auswahlparameter auch in der Klinik auf ihre Gültigkeit überprüfen zu können.

Diskussion

Prof. Bauer: Ich will jetzt die Diskussion eröffnen und bitte um Fragen an Herrn Professor Dimpfel.
Hellweg, Marburg: Nach welchen Kriterien haben Sie die Tiefenelektroden gesetzt und ist es wirklich so einfach, die Tierversuchsergebnisse, die ja durch Tiefenelektroden gewonnen worden sind, problemlos auf das Brainmapping, also auf das Oberflächen-EEG, zu übertragen?
Prof. Dimpfel: Das ist sicher ein grundsätzliches Problem. Die Elektroden wurden gesetzt bzw. diese Positionen bestimmt, als ich mich vor vielen Jahren für Neuroleptika und das dopaminerge System interessiert habe. Es wird Ihnen vielleicht aufgefallen sein, daß sie gerade in den Zielpositionen der dopaminergen Transmission liegen. Es hat sich später aber gezeigt, daß an den entsprechenden Orten auch serotonerge und noradrenerge Projektionen liegen, so daß wir diese Wirkungen mitfassen.

Zum zweiten Teil Ihrer Frage. Ich denke, daß es Relationen gibt. Man kann es nicht unbedingt direkt übertragen, aber wenn Sie daran denken, daß z.B. die noradrenerge Aktivität vom Locus coeruleus im Hirnstamm aus, die serotonerge Aktivität von den Nuclei raphe – aus der Tiefe des Gehirns – die gesamte kortikale Aktivität modulieren, und zwar im Sinne der Verstellung von Signal-Rauschverhältnissen – dann werden wir eben nicht mehr sagen können, wir leiten fokal ab, und was wir da messen, ist nur fokal von Relevanz, sondern wir müssen das Gehirn als ein gesamtes neuronales Netzwerk begreifen lernen. Sie haben es an der Toposelektivität auch der Benzodiazepinwirkung gesehen: Die Rezeptoren sind auch besonders frontal vorhanden, d.h. die grundsätzlichen Frequenzänderungen – das können wir von der Theorie her sagen – sind auch frontal zu erwarten. Wir haben neben der Benzodiazepinwirkung auch mindestens 5–6 andere Medikamente geprüft, bei denen wir grundsätzlich gleichartige Frequenzänderungen bei Mensch und Tier gesehen haben. Aber mit den gesamten Einschränkungen denke ich, daß wir, wenn wir die Limitationen im Hinterkopf behalten, eine sehr gesunde Basis für die Übertragung der Wirkung auf den Menschen haben.
Hellwig: Aber es hindert ja eigentlich niemanden daran, das durch Tiefenelektroden auch beim Menschen abzuleiten.
Prof. Dimpfel: Ja, Herr Wieser in der Schweiz macht solche Ableitungen. Man müßte jedoch mit den gleichen Auswertalgorithmen ableiten. Die Auswertung des EEG leidet ja leider darunter, daß jeder mit einer anderen Methode gearbeitet hat; wir haben versucht, eine gewisse Standardisierung zu erreichen, und sehen jetzt, daß es tatsächlich zusammenpaßt. Ich darf Ihnen noch ein kurzes Beispiel nennen: Es wurde im klinischen EEG früher immer mit der relativen Power gearbeitet – Frequenzbandgehalt in Relation gesetzt zur Gesamtpower. Das wurde zeitweise auch

im Pharmako-EEG gemacht, und genau das geht nicht, weil sich die Gesamtpower nämlich unter der Phamakonwirkung ändert, und damit bekommen Sie unter bestimmten Bedingungen „Hausnummern". Das erklärt einen Großteil der widersprüchlichen Ergebnisse in der Literatur. Von solchen Beispielen könnte ich Ihnen mehrere nennen.

***Prof. Bauer*:** Weitere Fragen an Herrn Prof. Dimpfel? Niemand? – Vielen Dank, Herr Dimpfel.

Literatur

Brandt L (1988) Cerebrales Monitoring in der Anästhesie. Bibliomed, Melsungen

Freye (1990) Cerebral monitoring in the operating room and the intensive care unit. Developments in critical care medecine and anesthesiology, vol. 22. Kluwer academic, Dordrecht

Mandema JW (1991) EEG effect measures and relationships between pharmacokinetics and pharmacodynamics of psychotropic drugs. Dissertation, chap 13, pp 241–261

Mandema JW, Tukker E, Danhof M (in press) In vivo characterization of the pharmacodynamic interaction of a benzodiazepine agonist and antagonist: Midazolam and Flumazenil. J Pharmacol Exp Ther

Pichlmayr J, Jeck-Thole S (1990) EEG-Leitfaden für Anästhesisten. Thieme, New York

Pichlmayr J, Lips M, Künkel H (1983) Das Elektroenzephalogramm in der Anästhesie. Springer, Berlin

Hirnorganische Durchgangssyndrome

G. HUFFMANN

Einleitung

Als ich am 01.08.1957 in die Kölner Universitätsnervenklinik eintrat, hatte der damals junge Privatdozent Dr. Hans-Heinrich Wieck gerade 1 Jahr vorher seine Arbeit in der Deutschen Medizinischen Wochenschrift (Wieck 1956) veröffentlicht. Er bemühte sich während der folgende Jahre, den Begriff „Durchgangssyndrom" in die Psychiatrie einzuführen, was schwierig war, wahrscheinlich deshalb, weil der Ausdruck zu einfach war. Heute wird dieser Begriff in den nichtpsychiatrischen Fächern häufiger verwendet als in der Psychiatrie selbst. Hans-Heinrich Wieck hat in einer Kurve am Beispiel der posttraumatischen Psychose das Wesentliche dieses Syndroms ausgedrückt: Ein Patient ist zunächst bewußtlos, dann folgt das Stadium der Bewußtseinstrübung, und schließlich wird der Patient bewußtseinsklar. Hiermit schließt sich das „Durchgangssyndrom" an, welches schwer, mittelschwer bis leicht zur Norm zurückführt.

Falldarstellungen

In der Praxis allerdings gestaltet sich die Definition schwieriger, wie die Präsentation zweier Patienten zeigen soll.

Fall 1: 52jähriger Patient, der bereits seit der Jugend einen Alkoholismus betrieb und 33 Jahre vorher eine Contusio cerebri erlitt, die eine posttraumatische Epilepsie mit großen Anfällen zur Folge hatte.
***Prof. Huffmann*:** Guten Tag. Wie geht es Ihnen?
***Patient*:** Danke.
***Prof. Huffmann*:** Ganz gut?
***Patient*:** Ja . . .
***Prof. Huffmann*:** Wo kommen Sie denn jetzt her? Sie haben doch eine kleine Fahrt gemacht?
***Patient*:** Ja.
***Prof. Huffmann*:** Wo kommen Sie her?
***Patient*:** Ich habe eine kleine Tour – von Frankfurt am Main.
***Prof. Huffmann*:** Wie lange hat die gedauert?
***Patient*:** 24 Stunden.

***Prof. Huffmann*:** 24 Stunden! Und was meinen Sie, wo sind Sie hier? Was ist das hier für ein Raum? Was sind das für Leute? Was meinen Sie?
***Patient*:** Das ist der . . ., der . . .
***Prof. Huffmann*:** Kennen Sie hier jemanden? Kennen Sie diesen Herrn, der da steht? Schauen Sie ihn sich mal genau an.
(Ein Dritter): Haben wir uns schon mal gesehen?
***Patient*:** Haben wir die Tage. Die Frau, die haben wir beide . . .
***Prof. Huffmann*:** Da hinten jemand, in dem weißen Kittel?
***Patient*:** Ja, und . . .
***Prof. Huffmann*:** Wer ist das denn da hinten in dem weißen Kittel, die kennen Sie?
***Patient*:** Ja.
***Prof. Huffmann*:** Wer ist das denn?
***Patient*:** Eine Pädag . . . eine Pädago . . ., eine, ja, Pädag . . .
***Prof. Huffmann*:** Eine Pädagogin.
***Patient*:** Und Sie sind auch, auch, auch, Hilfs . . .
***Prof. Huffmann*:** Hilfsmann?
***Prof. Huffmann*:** Sagen Sie mal, wie heißen Sie mit Vornamen?
***Patient*:** Manfred.
***Prof. Huffmann*:** Manfred. Und wann haben Sie Geburtstag?
***Patient*:** Am 18.10.1939.
***Prof. Huffmann*:** Ja, also wie alt sind Sie jetzt?
***Patient*:** 49.
***Prof. Huffmann*:** Stimmt das wirklich?
***Patient*:** Nein.
***Prof. Huffmann*:** Stimmt nicht?
***Patient*:** Nein.
***Prof. Huffmann*:** Sondern? Wie alt sind Sie?
***Patient*:** Ich bin am 18.10.1939 geboren.
***Prof. Huffmann*:** Ja, das stimmt. Und dann sind Sie jetzt wie alt?
***Patient*:** Am 18.10. . . .
***Prof. Huffmann*:** Nein, wie alt Sie jetzt sind. Wieviel Jahre alt Sie jetzt sind?
***Patient*:** Am 18.10. bin ich jetzt, am 18.10.1939 auf die Welt gekommen.
***Prof. Huffmann*:** Jawohl, das ist richtig. Ich wollte nur ganz gerne wissen, in welchem Alter Sie denn jetzt sind.
***Patient*:** Ja.
***Prof. Huffmann*:** Das ist schwierig, nicht? In welchem Ort sind Sie denn hier? In was für einer Stadt?
***Patient*:** Mein Name ist Manfred Rudolf . . .
***Prof. Huffmann*:** Der Patient füllt die Lücken nun mit Worten aus, Gedanken, die ihm so gerade einfallen. –
(Zum Patienten): Wissen Sie das Datum von heute? Was meinen Sie, welches Jahr schreiben wir jetzt?
***Patient*:** Ich bin im Fußball-Jahr . . .
***Prof. Huffmann*:** Im Fußball-Jahr, ja?

***Patient*:** Ja.
***Prof. Huffmann*:** Ich habe gehört, Sie haben sich bis vor kurzem noch sehr für den Fußball interessiert? Wo wohnen Sie nun eigentlich?
***Patient*:** Ich bin ein echter, ein echter Frankfurter.
***Prof. Huffmann*:** Aha.
***Patient*:** Der grinst mich schon dahinten an, (lacht)
***Prof. Huffmann*:** Haben Sie eigentlich Schmerzen? Tut Ihnen was weh?
***Patient*:** Na, wir können so sagen, äh . . .
***Prof. Huffmann*:** Also ich denke, daß wir uns einig sind, daß der Patient bewußtseinsklar ist, daß er desorientiert ist, zeitlich, örtlich, wohl auch situativ, und auch zur Person sind Angaben nicht zu erhalten. Also eine vollständige Desorientiertheit besteht. Aber er hat durchaus Stimmungen, die auf und ab gehen, nimmt auch teil und erfaßt soviel von der Situation, daß hier gelehrt wird. Von dem Langzeitgedächtnis ist wohl nur das Geburtsdatum da und Frankfurt.
Der Patient wurde nach seinem Verkehrsunfall im Jahre 1958 wegen dem bei ihm vorliegenden schweren Durchgangssyndrom in ein Altenheim verlegt. Dort soll er noch am Heimleben Anteil genommen haben. Er habe sich um Fußballergebnisse gekümmert. Dann sei er aus ungeklärtem Grunde bewußtlos geworden. Zur Klärung habe man ihn zunächst in eine Innere Abteilung eingewiesen. Von dort kam er in die Marburger Universitätskliniken.
Es ist nicht geglückt, die Ursache der Bewußtlosigkeit herauszufinden. Langsam kam der Patient wieder zu sich, wurde bewußtseinsklar. Das kraniale Computertomogramm ließ einen ausgedehnten Hirndefekt frontal rechts erkennen. Da sich Anhaltspunkte für einen hirnorganischen Anfall nicht ergaben, wurde eine Medikamentenintoxikation angenommen. Der Patient hatte Monate vorher im Altenheim einen Suizidversuch unternommen. Er war also durchaus noch fähig, so zu reagieren.
Das bei dem Patienten vorliegende schwere Durchgangssyndrom kann auch als Korsakow-Syndrom bezeichnet werden.

Fall 2: (zum Patienten): Guten Tag, vielen Dank, daß Sie gekommen sind, das war nicht so ganz selbstverständlich, nicht? Aber es war eine ganz gute Fahrt, oder?
***Patient*:** Ja, nun, es sollte halt ganz gut sein.
***Prof. Huffmann*:** Wie alt sind Sie?
***Patient*:** Ich bin jetzt 23.
***Prof. Huffmann*:** 23 Jahre alt. Und weswegen sind Sie in der Klinik? Erzählen Sie das mal.
***Patient*:** Autounfall.
***Prof. Huffmann*:** Autounfall am?
***Patient*:** Sonntag vor einer Woche.
***Prof. Huffmann*:** Sonntag vor einer Woche, welches Datum?
***Patient*:** Das war der 26., glaube ich.
***Prof.Huffmann*:** 27., nicht? – Und wie ist es dazu gekommen?
***Patient*:** Na ja, etwas schnell halt.

***Prof. Huffmann*:** Das ist ja oft so bei einem Unfall, ja, aber welche Umstände?
***Patient*:** Na ja, so ein bißchen . . .
***Prof. Huffmann*:** . . . gefeiert . . .
***Patient*:** . . . gefeiert gehabt . . .
***Prof. Huffmann*:** Am Abend vorher haben Sie gefeiert und in den frühen Morgenstunden . . .
***Patient*:** . . . wollten wir losfahren,
***Prof. Huffmann*:** auch noch mit dem Auto des Bruders, nicht, haben Sie sich überschlagen. Und was wissen Sie davon noch? Wissen Sie irgendetwas davon?
***Patient*:** Gar nichts.
***Prof. Huffmann*:** Wann setzt Ihre Erinnerung wieder ein?
***Patient*:** Am Montagmorgen.
***Prof. Huffmann*:** Montagmorgen, und wo sind Sie da zu sich gekommen?
***Patient*:** Im Krankenhaus.
***Prof. Huffmann*:** Wo? In welchem?
***Patient*:** Hier auf den Lahnbergen.
***Prof. Huffmann*:** Auf den Lahnbergen sind Sie gewesen. Und woran erinnern Sie sich da noch? Können Sie das sagen?
***Patient*:** Daß ich erstmal gefragt habe, wo bin ich hier, bitte schön?
***Prof. Huffmann*:** Richtig. Es kann als Standardfrage nach einer solchen Bewußtlosigkeit bezeichnet werden, daß man sagt: „Wo bin ich denn hier?" oder manchmal, wenn man auch noch verärgert ist, sagt der Patient: „Wer hat mich denn hierhergebracht?"
***Patient*:** Nein, das habe ich nicht.
***Prof. Huffmann*:** Nein, das haben Sie nicht gesagt. Äußerlich war ja nur ein blaues, nein, ein rotes Auge zu sehen. Man sieht es jetzt noch. Und sonst hatten Sie noch irgenwelche Beulen?
***Patient*:** Ja, Prellungen.
***Prof. Huffmann*:** Prellungen. Wie lange sind Sie denn jetzt hier oben gewesen, und wann sind Sie zu uns verlegt worden?
***Her Wagner*:** Ich bin bis Dienstag hiergeblieben und am Dienstag dann runtergekommen.
***Prof. Huffmann*:** Können Sie sich an die 2 Tage, Montag und Dienstag, ganz genau erinnern, an jede Einzelheit? Oder nicht so ganz genau?
***Patient*:** An jede Einzelheit mit Sicherheit nicht mehr, aber . . .
***Prof. Huffmann*:** Die Erinnerung ist so ein bißchen verschwommen, oder?
***Patient*:** Nein, das möchte ich nicht sagen, aber im großen und ganzen geht es, Montag-Dienstag geht, aber der Sonntag . . .
***Prof. Huffmann*:** Meinen Sie, daß Sie Personen noch erkennen würden, die Sie da betreut haben – Ärzte, Schwestern oder Pfleger?
***Patient*:** Oh, das weiß ich nicht . . .
***Prof. Huffmann*:** Und dann kamen Sie runter in die Neurologische Klinik, nicht, und von da ab ist Ihr Erinnerungsvermögen wieder vollständig?
***Patient*:** Ja, da ist es ziemlich vollständig.
***Prof. Huffmann*:** Auf welchem Zimmer haben Sie da gelegen?

***Patient*:** Auf dem Zimmer 5.
***Prof. Huffmann*:** Zimmer 5, ja, das ist richtig. Und können Sie irgendwelche Namen von den Ärzten oder Schwestern nennen, die da tätig sind?
***Patient*:** Dr. H. von der Nachbarstation.
***Prof. Huffmann*:** Dr. H., den haben Sie aber erst Tage später kennengelernt.
***Patient*:** Ja, ja.
***Prof. Huffmann*:** Ja, erzählen Sie das mal, ich wollte Sie ja in der Vorlesung vorstellen, und da hat der Herr Dr. H., der übrigens dahinten sitzt, Sie gefragt, und das haben Sie abgelehnt. Warum haben Sie das abgelehnt?
***Patient*:** Ja, da bin ich nicht der Typ für, normalerweise.
***Prof. Huffmann*:** Der Patient war sehr mißtrauisch, als er sagte: „Was will der denn? Das geht doch nicht mit rechten Dingen zu. Ich bin doch nicht der Typ dafür". Aber ich meine, man braucht doch nicht ein besonderer Typ dazu zu sein?
***Patient*:** Na ja, es ist nicht jedermanns Sache, sich vor versammelter Meute hinzustellen und dann darüber zu sprechen. Das hat ein bißchen Überwindung gekostet und Überredungskunst.
***Prof. Huffmann*:** Ja, richtig. Sagen Sie mal, die Ärzte, die Sie empfangen haben am Dienstag bei uns, die haben mir erzählt, daß Sie da noch nicht so richtig wußten, wo Sie waren, daß Sie den Ort nicht richtig benennen konnten und vor allen Dingen das Datum nicht richtig wußten.
***Patient*:** Ja, mit dem Datum hatte ich ein bißchen Probleme.
***Prof. Huffmann*:** Was ist denn heute für ein Datum?
***Patient*:** Heute ist der 8. oder 9.
***Prof. Huffmann*:** Na, was meinen Sie? Was für ein Wochentag?
***Patient*:** 8.
***Prof. Huffmann*:** 8., das ist aber nicht richtig – da geht die Uhr falsch.
***Patient*:** Da geht die Uhr falsch, tut mir leid.
***Prof. Huffmann*:** 8., und welcher Monat? Das gehört ja auch dazu.
***Patient*:** 11.
***Prof. Huffmann*:** 11., und das Jahr?
***Patient*:** 91.
***Prof. Huffmann*:** 91. Meinen Sie, daß Sie wieder ganz so der alte sind, oder ist es noch nicht so ganz richtig?
***Patient*:** Nein, noch nicht ganz so.
***Prof.Huffmann*:** Woran merken Sie das, daß Sie noch nicht ganz in Ordnung sind?
***Patient*:** Ja, am Laufen, das ist noch ein bißchen gehandicapt, und die Hand will auch noch nicht so.
***Prof. Huffmann*:** Das muß ich noch nachtragen. Er hatte eine leichte Hemiparese rechts, so daß die Diagnose Contusio cerebri schon sicher war, und die Frage war nun: Ist das, was er jetzt bietet, schon der Normalzustand oder ist er doch noch etwas verändert? Ich habe ihn an 3 verschiedenen Tagen gesprochen. (Zum Patienten) Neulich bei der Visite, da waren Sie noch ganz anders. Jetzt nehmen Sie das doch hier ganz normal hin und sehen auch, daß das nun keine furchtbar schlimme Angelegenheit ist und sagen selbst, Sie seien noch nicht ganz so wie vorher.

***Patient*:** Nein, es ist noch nicht ganz so.
***Prof. Huffmann*:** Er war ganz offensichtlich im leichten Durchgangssyndrom, und nichts ist so schwierig, wie herauszufinden: Ist er nun schon ganz in Ordnung oder nicht? Wenn man einen solchen Patienten zu früh entläßt und er womöglich auch gar nicht der Ansicht ist, daß er irgendwie krank ist, geht er an die Arbeit und hat dort Schwierigkeiten. Das kann zu einer Reihe von Konsequenzen führen mit evtl. vegetativen Störungen, Kopfschmerzen usw., die u.U. Arbeitsunfähigkeit bewirken. Das aber soll möglichst vermieden werden.
(zum Patienten): Was sind Sie von Beruf?
***Patient*:** Metzger habe ich gelernt.
***Prof. Huffmann*:** Ja, und was machen Sie?
***Patient*:** Momentan Umschulung.
***Prof. Huffmann*:** Umschulung. Und wohin wollen Sie umschulen?
***Patient*:** Technischen Bereich.
***Prof. Huffmann*:** Warum? Hat man keine Chance, als Metzger eine Anstellung zu bekommen, oder wie ist das?
***Patient*:** Doch, aber durch das Kreuz ist es ein bißchen – weil, ich habe eine Rückgratverkrümmung, und das schwere Heben und so, das ist doch nicht ganz so die Sache.
***Prof. Huffmann*:** Haben Sie die Lehre ganz durchgemacht?
***Patient*:** Jawohl.
***Prof. Huffmann*:** Und auch eine Gesellenprüfung gemacht?
***Patient*:** Jawohl.
***Prof. Huffmann*:** Wie haben Sie die bestanden?
***Patient*:** Mit 3.
***Prof.Huffmann*:** Also, alles doch ganz in Ordnung, und dennoch haben Sie sofort danach aufgegeben, oder wie?
***Patient*:** Nein, ich habe noch 1 Jahr weitergearbeitet, und dann stellte sich das heraus.
***Prof. Huffmann*:** Sie meinen, das schwere Heben fällt Ihnen schwer. Vielen Dank. Auf Wiedersehen.

Die Sachlage bei diesem jungen Mann ist sehr einfach. Er hat eine Hirnkontusion erlitten.

Zunächst zum ersten Patienten mit dem ausgedehnten großen rechtsfrontalen Defekt. Wir hatten auch diskutiert, daß diese Zyste sich vielleicht in ihrem Volumen geändert haben könnte. Vom psychiatrischen Krankenhaus wurde berichtet, daß er wechselnde Bewußtseinstrübungen gehabt haben soll. Wir haben auch an Liquorzirkulationsstörungen gedacht, aber auch das ist nur eine Hypothese. Auf jeden Fall ist er sukzessive aus seiner Bewußtlosigkeit, Bewußtseinstrübung in den Zustand der Bewußtseinsklarheit herübergelangt.

Bei dem jungen Mann im zweiten Fall sieht man im CT keinen Hinweis auf eine Blutung oder eine kontusionelle Hirnschädigung, obwohl man auf Grund der Hemiparese rechts und auch der Dauer der psychopathologischen Auffälligkeiten die Diagnose einer Contusio cerebri stellen muß.

Psychopathologie

In der Psychiatrie gibt es nur wenige Begriffe, deren Definitionen allgemein anerkannt sind. Daher ist es notwendig, am Anfang eines Themas, eines Vortrages oder einer Arbeit einige Begriffe zu bestimmen.

Nach der Allgemeinen Psychopathologie von Karl Jaspers, deren 1. Auflage im Jahre 1913 erschien, haben wir es mit einem Gegenstand zu tun, der das wirkliche seelische Geschehen mit seinen Bedingungen, Ursachen und Folgen umfaßt. Allerdings beschäftigt sich die Psychopathologie nicht mit der Gesamtheit des seelischen Seins, sondern nur mit ihren pathologischen Anteilen. Wie aber Physiologie und Pathologie in der Medizin allgemein ohne scharfe Grenzen ineinander übergehen, so sind psychologische und psychopathologische Vorgänge eng miteinander verwoben. Sie können prinzipiell nicht getrennt werden, gehören zueinander und sollten noch mehr, als es vielerorts schon üblich geworden ist, zur gegenseitigen Befruchtung beachtet werden. Die Erforschung psychopathologischer Zusammenhänge führt zwangsläufig zur theoretischen Vorstellung außerbewußter Mechanismen. Körperliche Funktionen werden als entferntere Ursachen der seelischen Phänomene erkannt. Dabei gelangen wir zu der Überzeugung einer bis ins einzelne gehenden Einheit von Körper und Seele. Die gegenseitigen Wechselbeziehungen werden bei den primär körperlichen Vorgängen deutlich, wenn wir etwa an die Herz- und Kreislauffunktionen, aber auch an alle anderen somatischen Abläufe denken. Sie sind auch im seelischen Erleben erkennbar, das von den körperlichen Bedingungen stets mehr oder weniger geprägt wird. Daraus leitet sich die enge Verbindung von sog. Körpermedizin und Psychopathologie her. Eine Einsicht in die Ursachen der Seelenvorgänge ist ohne genaue Kenntnis körperlicher Funktionen und besonders der Funktionen des Nervensystems nicht möglich. So ist es vielleicht verständlich, daß die Neurophysiologie und Neurologie zu den wichtigsten Stützen und Grundlagen der Psychiatrie geworden sind.

Zum Begriff Psychose

Einer der wenigen in der klinischen Psychiatrie noch fest umrissenen Begriffe ist der der Psychose. Basierend auf der Definition von Kurt Schneider (Schneider 1987) bezeichnen wir in wissenschaftlich möglichst strengem Sinne nur die krankhaften und auch die als krankhaft erkannten seelischen Störungen als Psychosen. Während nach der internationalen Klassifikation (ICD-9) „Psychosen solche krankhaften Zustände sind, in denen die Beeinträchtigung der psychischen Funktionen ein so großes Maß erreicht, daß dadurch Einsicht und Fähigkeit, einigen der üblichen Lebensanforderungen zu entsprechen, oder der Realitätsbezug erheblich gestört sind“, verstehen wir darunter *alle* krankhaften seelischen Abnormitäten, und zwar unabhängig vom Grad ihrer Ausprägung und ihren sozialen Auswirkungen. Nach der internationalen Definition handelt es sich nicht mehr um einen exakt definierten Begriff. Er entfiele als ein Eckpfeiler der Systematik, und wir würden uns einer wichtigen Basis der Verständigungsmöglichkeiten entheben. Wir erhalten uns diese

Grundlage, indem wir selbst die leichte endogene Depression oder die flüchtige psychische Alteration nach einem Schädel-Hirn-Trauma, nicht aber die noch so auffällige Erlebnisreaktion, eine akzentuierte Persönlichkeitsentwicklung oder eine Neurose als Psychosen bezeichnen. In der neuesten internationalen Klassifikation ist eine Abgrenzung von Neurose und Psychose nicht mehr gegeben, es geht sozusagen alles ineinander über.

Körperlich begründbare Psychosen

Liegt der als psychotisch erkannten seelischen Störung eine körperliche Erkrankung zugrunde, dann sprechen wir von einer körperlich begründbaren oder, weniger präzise, auch von einer symptomatischen, organischen oder auch exogenen Psychose. Es ist allerdings Voraussetzung, daß es sich um belangvolle organische Befunde handelt, die sich mit gewisser Parallelität zu den seelischen Auffälligkeiten entwikkeln und verlaufen.

Eine Unterteilung der körperlich begründbaren Psychosen nach der Art der somatischen Erkrankung ist nur in beschränktem Maße möglich. Die psychischen Störungen nach einer traumatischen Hirnschädigung z.B. sind charakteristisch und unterscheiden sich meist eindrucksvoll von den seelischen Veränderungen etwa infolge zerebraler Durchblutungsstörungen bei Arteriosklerose oder durch einen Alkoholismus. Andererseits kann ein psychomotorischer Erregungszustand mit Halluzinationen und Wahnproduktion einmal Ausdruck einer Kontusionspsychose, aber auch hirnarteriosklerotisch bedingt oder durch eine chronische Alkoholintoxikation hervorgerufen sein. So ist man in der Psychopathologie der körperlich begründbaren Psychosen von einem ätiologischen Ordnungsprinzip mehr und mehr abgekommen. Bereits Karl Bonhoeffer (Bonhoeffer 1917) hat im Jahre 1910 gezeigt, daß die verschiedenartigsten Schädigungen zu einem eng beschreibbaren Kreis von psychopathologisch faßbaren Reaktionen führen und hat von exogenen Reaktionstypen gesprochen. Mit dieser Erkenntnis und in Ermangelung weiterer Einteilungsprinzipien haben dann Hans-Heinrich Wieck (Wieck 1967) mit der Beschreibung der Durchgangssyndrome im Jahre 1956 und Werner Scheid (Scheid 1962) am Beispiel der Psychosen durch Infektionskrankheiten die Begriffe der Reversibilität und der Irreversibilität in die Systematik der Psychiatrie eingeführt. Das hat allerdings bewirkt, daß für die Zuordnung einer körperlich begründbaren Psychose nicht nur die momentanen seelischen Befindlichkeiten, die sog. psychopathologische Querschnittssymptomatik herangezogen werden kann, sondern daß stets die Anamnese, der Verlauf und die Dynamik des psychischen Prozesses, die sog. Längsschnittssymptomatik, berücksichtigt werden muß.

Bewußtlosigkeit

Wenn alle erkennbaren psychischen Funktionen und wahrscheinlich auch das Erleben erloschen sind, liegt Bewußtlosigkeit vor. Wir haben es mit einem Syndrom zu tun, das eigentlich nur in eckigen Klammern und zur Vervollständigung der Systematik der Psychopathologie zugerechnet werden kann, denn seelische Vorgänge des Bewußtlosen sind nicht mehr erreichbar. Es kann damit auch keine Abstufungen wie „tiefe" oder „völlige" Bewußtlosigkeit geben. Vielmehr wird bei derartigen oft zu lesenden Formulierungen zum Ausdruck gebracht, daß beim bewußtlosen Patienten noch graduelle Unterschiede einer neurologischen Symptomatik zu registrieren sind. Reflektorisch ablaufende Reaktionen, die zentralen und peripheren vegetativen Funktionen und die Auslösbarkeit der Eigenreflexe verändern sich noch, und erst im Koma liegen sie darnieder oder erlöschen.

Apallisches Syndrom

Mit intensivtherapeutischen Maßnahmen gelingt es, das Leben bewußtloser Patienten auch im Koma z.T. über lange Zeit zu erhalten. Es kommt zu einer Stabilisierung der eben angesprochenen vitalen vegetativen Funktionen und zu einem scheinbaren Erwachen in psychischer Hinsicht. Die Patienten öffnen die Augen, ohne wahrscheinlich jedoch etwas wahrzunehmen. Auch erfolgen keine sinnvollen Reaktionen auf Ansprechen und auf Aufforderungen zu einfachen Handlungen. Wir haben es mit dem von Ernst Kretschmer (Kretschmer 1940) im Jahre 1940 erstmalig beschriebenen apallischen Syndrom zu tun, das heute oftmals sehr großzügig und voreilig diagnostiziert wird. Da es sich um Zustände handelt, bei denen man eine Ausschaltung der Großhirnrindenfunktion annimmt, sollte der Begriff nur Verwendung finden, wenn es nach schwerer Hirnschädigung zu einem längeren Persistieren eines derartigen Syndroms kommt, das stets einen ausgeprägten psychischen und neurologischen Defekt hinterläßt, sofern es überhaupt überlebt wird.

Die Hilflosigkeit bei der Beschreibung apallischer Syndrome kommt bei der häufig verwendeten Bezeichnung Coma vigile am besten zum Ausdruck. Das Wort Koma leitet sich vom griechischen „koma" ab und ist mit „Ruhe, fester Schlaf" zu übersetzen, wohingegen das lateinische Wort „vigilans" im Sinne von „wachend, schlaflos" eingesetzt wird. Man findet also gegensätzliche Wortbedeutungen in einem Begriff vor. Dazu kommt, daß beim apallischen Syndrom der Schlaf gestört, aber auch autonom intakt sein kann. Das Syndrom ist somit nicht durch Störungen des Schlaf-Wach-Rhythmus zu erklären. Die offenen Augen des Patienten bei einem apallischen Syndrom verleiten schließlich zu der Annahme eines wenigstens teilweise intakten Bewußtseins. Die Helligkeitsqualität des Bewußtseins scheint erhalten zu sein. Es fehlt aber offenbar jeder Bewußtseinsinhalt, so daß wie beim Syndrom der Bewußtlosigkeit Bewußtsein nicht registriert werden kann. Wegen dieser Diskrepanz von möglicher Bewußtseinshelligkeit und fehlendem Inhalt ist dem Ausdruck „Bewußtseinsleere" der Vorzug zu geben.

Bewußtseinstrübung

Die Reversibilität von Bewußtlosigkeit und apallischem Syndrom läßt sich erkennen, wenn erste Bewegungen der Augen und der Hände oder auch sprachliche Äußerungen deutlich werden. Im Stadium der Bewußtseinstrübung sind alle seelischen Funktionen gleichmäßig betroffen. Die Denkvorgänge sind gestört, wir sprechen von inkohärentem oder verwirrtem Denken, es liegt eine zeitliche, örtliche, situative und persönliche Desorientiertheit vor, und die Merkfähigkeit, das Gedächtnis, der Antrieb sowie die Spontaneität sind erheblich eingeschränkt. Zwar ist oft das Schlafbedürfnis erhöht, die festgestellte *Somnolenz* hat aber nichts mit dem Grad der Bewußtseinstrübung zu tun und muß klar davon abgegrenzt werden. Ebenso besagt auch der Ausdruck „wach" nur, daß der Patient erweckt worden ist und nicht schläft. Dagegen erfahren wir mit dieser Beschreibung noch nichts über eine etwa vorhandene Bewußtseinstrübung. Wir gebrauchen üblicherweise unsere Begriffe aus dem Schläfrigsein und Wachsein, also aus unseren Kenntnissen über den Schlaf. Da wir auch schlafen müssen an jedem Tag, kann man diesen Zustand nicht als pathologisch bezeichnen. Aus dieser Diskrepanz hat man versucht, die Ausdrücke Somnolenz und Soporosität – „sopor" ist der griechische Ausdruck für Schlaf – wegzukommen und dagegen die Bewußtseinstrübung abzuheben. Man muß einen Patienten wecken und das, was an Verhangenheit übrigbleibt, ist Bewußtseinstrübung.

In der Regel besteht keine Schwierigkeit, eine stärkere Bewußtseinstrübung zu erfassen. Sobald sich allerdings die zerebralen Fundamentalfunktionen bessern oder ungewöhnliche Formen auftreten, kann eine psychomotorische Unruhe mit produktiver psychopathologischer Symptomatik entstehen. Illusionäre Verkennungen, Halluzinationen, ausgeprägte Delirien und selbst Wahneinfälle kommen im Stadium der leichten Bewußtseinstrübung vor, welche dann oftmals nur mit psychopathometrischen Verfahren, also mit psychologischen Testverfahren, einigermaßen sicher erkannt werden können. Es ist offensichtlich, daß sich bewußtseinsgetrübte Patienten nicht mehr selbst versorgen können. Das überraschende Einnässen oder Einkoten eines erwachsenen Patienten muß stets an eine Bewußtseinstrübung denken lassen, wie auch eine Harnverhaltung u.U. darauf hinweist. Selbst die leichte Bewußtseinstrübung erfordert also immer eine stationäre Betreuung, zudem meist mit hohem pflegerischem Aufwand.

Durchgangssyndrome

Sobald die Helligkeitsqualität des Bewußtseins in überzeugendem Maße unbeeinträchtigt ist und die Umweltbeziehung sinnvoll zu werden beginnt, liegt Bewußtseinsklarheit vor. Auch mit Hilfe von Testverfahren ist eine ganz scharfe Abgrenzung von Zuständen mit sehr leichter Bewußtseinstrübung in der Regel nicht möglich. Vielmehr gibt es Übergangsstadien, die psychopathometrisch definiert werden können, in denen aber eine zuverlässige Differenzierung zwischen „noch bewußtseinsgetrübt" oder „schon bewußtseinsklar" nicht möglich ist (Huffmann 1978).

Bewußtseinsklarheit ist neben der Reversibilität der Symptome Voraussetzung für die Annahme eines Durchgangssyndroms. In seiner schweren Ausprägung sind die psychischen Funktionen noch stark gemindert. Erhebliche Gedächtnis- und Orientierungsstörungen, Minderung des Antriebs und des psychomotorischen Tempos, aber auch affektive Besonderheiten stehen im Vordergrund des Syndroms. Die entsprechenden Einbußen der intellektuellen Fähigkeiten und der allgemeine Leistungsabfall lassen das Krankhafte der seelischen Auffälligkeiten auch der nichtärztlichen Umgebung des Betroffenen evident erscheinen. Die Kranken sind hilflos und bedürfen pflegerischer Betreuung, die nur bei sehr günstigen Verhältnissen noch zu Hause erfüllt werden kann.

Obwohl mit Hilfe von psychologischen Testverfahren nachzuweisen ist, daß alle erwähnten psychischen Funktionen gestört sind, gibt es im schweren Durchgangssyndrom besondere Ausgestaltungen mit vorherrschenden Auffälligkeiten wie das eben erwähnte und demonstrierte Korsakow-Syndrom. Korsakow hat im Jahre 1890 in 2 berühmten Arbeiten (Korsakow 1890) das Syndrom an Alkoholikern beschrieben. Es kommt vor, daß solche Patienten mit Desorientiertheit, lebhaften Konfabulationen und guter Intelligenz sich in der Gesellschaft bewegen, ohne daß es jemandem auffällt, und es gibt eine auch heute noch geradezu spannend zu lesende Arbeit meines früheren Chefs Werner Scheid (Scheid 1934), der 1934 als junger Assistent eine solche Arbeit geschrieben hat. Er arbeitete damals bei Kurt Schneider in München und hatte die Aufgabe, einen wohlhabenden Amerikaner, der in München ein Delir durchgemacht hatte, mit einem anschließenden Korsakow-Syndrom nun wieder nach den USA zu begleiten. Er hatte eigentlich nur die Aufgabe aufzupassen, daß der Patient nicht wieder alkoholische Getränke zu sich nahm. Vor allem bei der langen Schiffsreise hat er folgendes beobachtet: Der erwähnte Amerikaner hat genauso getafelt und sich unterhalten, wie er das immer gewohnt war. Dennoch wußte er nicht, wo er war, warum er da war, und er war völlig zeitlich und örtlich desorientiert.

Die Häufigkeit ungewöhnlicher psychopathologischer Ausprägungen nimmt beim *mittelschweren Durchgangssyndrom* zu. Während die psychischen Funktionsstörungen noch mittelgradig vorhanden sind, lassen offenbar die geringere Minderung des psychomotorischen Tempos und der sich bessernde Antrieb Potenzen zur Entwicklung produktiver Phänomene mit der Ausbildung verschiedenartigster psychiatrischer Syndrome zu. Ohne Kenntnis der Vorgeschichte und des Verlaufs, allein nach der Querschnittssymptomatik, stellen sich nicht selten erhebliche differentialdiagnostische Schwierigkeiten ein, vor allem gegenüber den endogenen Psychosen. Ein Beispiel soll dies verdeutlichen:

Wir wurden konsiliarisch zu einer 45jährigen Patientin gerufen. Sie war 17 Tage vorher wegen eines Astrozytoms Grad II frontal rechts operiert worden. Bereits am 6. postoperativen Tag hatte sie geäußert, Stimmen ihrer sie bedrohenden Verwandten zu hören. Sie hatte um den Besitz ihres Schmuckes und schließlich um ihr Leben gefürchtet. Sie hatte Tumulte auf dem Flur gehört und das Personal gewarnt, aus dem Schußfeld zu gehen. Jetzt, während der Untersuchung, befand sich die Kranke in einem guten Allgemeinzustand. Das Operationsgebiet war primär verheilt. Sie war bewußtseinsklar, zeitlich-örtlich ausreichend orientiert, ihr Verhalten war jedoch von Mißtrauen gekennzeichnet. Sie halluzinierte lebhaft, konnte die Stimmen einzelnen Personen zuordnen, äußerte die Befürchtung, umgebracht zu werden und berichtete mit bemerkenswert kühlem Affekt, auf bestialische Art erstochen zu werden, ihr Mann sei gestorben und in ihre Wohnung sei eingebrochen und die Polstergarnitur mit Messern durchlöchert worden. Das paranoid-halluzinatorische Durchgangssyndrom klang nach Behandlung mit 3mal 10 Tropfen Haldol am 5.–6. Tag ab. Die Patientin konnte sich auch an Einzelheiten ihrer psychotischen Erlebnisse durchaus noch erinnern – sie war also nicht bewußtseinsgetrübt, doch meinte sie, daß sie sich wohl geirrt hätte; ganz anders als bei einem Schizophrenen.

Häufiger als einer derartigen von Angst geprägten Symptomatik begegnen wir im mittelschweren Durchgangssyndrom einer niedergedrückten und morosen, von Antriebsmangel und Schwunglosigkeit gekennzeichneten Stimmung. Die Patienten mit solchen depressiven Syndromen entwickeln sogar manchmal eine Schuldthematik. Sie machen sich Selbstvorwürfe und fühlen sich schuldig am Schicksal der Familie, manchmal an der ganzen Welt. Es sind Fälle, die eine Abgrenzung zur endogenen Depression und zu anderen depressiven Zuständen erfordern.

Die immer noch ausgeprägte psychopathologische Symptomatik des mittelschweren Durchgangssyndroms läßt den fachkundigen Untersucher die Psychose in der Regel erkennen, so daß die notwendigen therapeutischen Konsequenzen nicht unterbleiben. Das wird jedoch wesentlich schwieriger in dem von seelischen Auffälligkeiten nun verdünnten Bereich des *leichten Durchgangssyndroms*. Es entsteht ohne scharfe Grenze aus dem seelischen Befinden des Gesunden, und es wird wesentlich mehr als die bisher beschriebenen Syndrome von der Persönlichkeitsstruktur und der Intelligenz des Betroffenen, aber auch von den Gegebenheiten seiner Umwelt geprägt.

Erinnern wir uns an die unterschiedlichen Auswirkungen eines leichten alkoholischen Rauschzustandes. Nicht vermutete Seiten und Eigenschaften einer Persönlichkeit werden evident, wobei dies in der Kneipe kaum, sofort aber in der strengen Atmosphäre einer differenzierten Berufstätigkeit auffällt. Das Kritikvermögen der Kranken gegenüber ihren psychischen Auffälligkeiten ist oft vermindert, und sie bemerken das Krankhafte ihres Seelenzustandes nicht. Vielmehr vernachlässigen viele Patienten sich und ihre Angehörigen. Ihre Leistungsfähigkeit nimmt ab, und mit dem Gefühl nachlassenden Schwunges sowie mangelnder Initiative stellen sich Stimmungsschwankungen zwischen mutloser Niedergeschlagenheit und aufgeregter Reizbarkeit ein. Je höhere und differenziertere Anforderungen an die Bewältigung der Lebensaufgaben gestellt werden, desto eher erfolgen Reaktionen, so etwa bei Einbußen schöpferischer Arbeit oder bei der bemerkten Unfähigkeit zu geistigem Tun. Es treten Störungen des Wohlbefindens auf; psychovegetative Beschwerden wie Kopfschmerzen, Konzentrationsschwäche, vermehrtes Schwitzen, Störungen des Appetits, der Verdauung, des Schlafes melden sich. Damit aber werden die Vielzahl differentialdiagnostischer Überlegungen, aber auch die Möglichkeiten deutlich, wie wenig ausgeprägte, körperlich begründbare Psychosen übersehen werden können.

Leichte Durchgangssyndrome entziehen sich nicht selten unserem Erkennen und werden infolgedessen nicht in ihrer ganz Tragweite erfaßt. Dabei stellen sie sich häufig in jeder ärztlichen Praxis ein. Selbst wenn die Anamnese auf die Möglichkeit noch leichter psychischer Störungen, so wie bei unserem Patienten, also etwa nach einer traumatischen Hirnschädigung, hinweist, sind diese nicht einfach zu objektivieren. Im Gutachtenverfahren wird die Diskrepanz zwischen dem körperlich-neurologischen Befund, der in aller Regel intakt ist, und der trotz Arbeitsversuchen und Rehabilitationsmaßnahmen immer noch geringen Leistung nicht selten durch die Nichtberücksichtigung noch vorhandener seelischer Funktionsstörungen bedingt. Daher sollte neben der Beschwerdeschilderung durch den Patienten stets ein Bericht der Angehörigen oder noch besser der Arbeitskollegen eingeholt werden. Gezielte Fragen und schließlich auch der geeignete psychologische Test decken die Störung der zerebralen Fundamentalfunktionen eher auf. Neben den geschilderten Beschwerden wird vielleicht von einem veränderten Wesen berichtet. Schwierigkeiten in den zwischenmenschlichen Beziehungen, Störungen der Triebsphäre, zunehmende Probleme am Arbeitsplatz und nachlassende Freude an liebgewonnenen Neigungen und Beschäftigungen tauchen auf und veranschaulichen die Auswirkungen der, wenn auch nur leichten, Minderung der seelischen Funktionen. Erst diese Erkenntnis führt dann zu der diagnostischen Überzeugung, daß etwa eine chronische Intoxikation infolge eines Medikamentenmißbrauches vorliegt, daß Durchblutungsstörungen, ein raumfordernder, ein entzündlicher oder ein andersartiger Prozeß des Gehirns als mögliche Ursachen des leichten Durchgangssyndroms in Frage kommen.

Diskussion

***Prof. Bauer*:** Vielen Dank, Herr Huffmann, für Ihren umfassenden, klaren und lebhaften Vortrag, der uns in die ganze Problematik des Gebietes, dem wir uns widmen wollen, noch einmal umfassend eingeführt hat. Wir Chirurgen haben es in aller Regel nicht mit den ganz leichten Formen der psychopathologischen Veränderungen zu tun. Unsere Patienten bewegen sich in jenem Grenzbereich, in dem sie einerseits ganz leicht bewußtseinsgetrübt sind, andererseits die Umwelt und die Dinge vom Patienten aber noch nicht wieder erkennbar gestaltet werden können. Ich denke dabei insbesondere auch an Kinder, mit denen wir sehr große Probleme haben, wenn sie aus ihrer Bewußtlosigkeit langsam in die Bewußtseinstrübung eintauchen und z.T. sehr produktiv-expansive Ängste äußern und dabei ihre neue Umgebung (Intensivstation, Krankenhaus, Pfleger, Krankenschwestern, Ärzte) in erheblich depressiv-ängstlicher Verstimmung und illusionärer, z.T. auch halluzinierender Verkennung erleben. Ich denke auch an alte Menschen, die mit einem mehr oder weniger schweren Schädel-Hirn-Trauma in die Klinik kommen. Sie sind in den ersten Tagen noch bewußtseinsgetrübt und gleiten dann in eine Desorientiertheit und Verwirrtheit hinein, die uns große Probleme bereiten. Wenn dann noch Schmerzen hinzukommen, also eine Analgesie und evtl. Sedierung erforderlich werden, nehmen die Probleme potentiell zu. In einem solchem Fall sind die Schwester oder die nächsten Angehörigen, die am Bett sitzen, die noch bessere Sedierung als unsere Medikamente. Wir haben es also in aller Regel mit jenem Grenzbereich der leichten

Bewußtseinstrübung, der psychomotorischen Unruhe, der illusionären Verkennung und der depressiven Verstimmungssymptomatiken zu tun, die uns zwingen – insbesondere wenn zusätzliche Verletzungen vorliegen – die Patienten ruhigzustellen. Nun bitte ich, Fragen an Herrn Professor Huffmann zu richten.

***Prof. Karimi*:** Als ich hierherkam, Herr Bauer, wußte ich eigentlich nicht, daß ich über das hirnorganische Durchgangssyndrom nichts weiß. Jetzt weiß ich, daß ich über das Durchgangssyndrom überhaupt nichts weiß. Wir Neurochirurgen versuchen – eines der wichtigsten Kriterien für uns – die Bewußtseinslage irgendwie zu objektivieren und zu verstehen. Und wir haben immer wieder versucht, dieser Objektivierung eine quantitative Abstützung zu geben. Sie haben uns gezeigt, Herr Huffmann, daß Bewußtlosigkeit, Bewußtseinstrübung und hirnorganisches Durchgangssyndrom wie Bewußtseinsklarheit von den Bewußtseinsinhalten getrennt beschrieben werden müßten. Jetzt höre ich von Ihnen zu Recht, daß wir eigentlich falsch definieren, wenn wir immer nur quantitative Abstufungen der Bewußtseinsstörungen für die Schwere eines hirnorganischen Psychosyndroms verantwortlich machen. Ich weiß, daß Sie recht haben, nur, wir kommen mit dieser Abstufung in ganz erhebliche Schwierigkeiten. Sie wissen, daß die Neurochirurgen sich geeinigt haben, was unter Bewußtlosigkeit zu verstehen ist. Wir wissen auch, daß es hier einige Lücken gibt, z.B. das apallische Syndrom, der Patient, der die Augen geöffnet hat, aber doch bewußtlos ist. Meine Frage: Kann man nicht doch zu einer Vereinfachung und Objektivierung der Wieck-Kurve kommen, bevor man sagt, es ist jemand bewußtseinsklar, aber er ist desorientiert. Für mich ist das eine gewisse Diskrepanz.

***Prof. Huffmann*:** Das hängt wohl damit zusammen, Herr Karimi, daß man Bewußtsein als übergeordneten Begriff für alle seelischen Zustände gefaßt hat, und das geht eigentlich nicht. Es ist ja so, daß der Versuch, Bewußtsein zu definieren, von eigentlich jedem bedeutenden Philosophen und auch von jedem bedeutenden Psychiater unternommen worden ist. Man hat sich da nie einigen können. Man kann aber versuchen, das Bewußtsein zu beschreiben. Es hat also einige Eigenschaften. Es hat einmal diese Helligkeitsqualität, das ist das, was uns allen so geläufig ist: Wenn jemand wach ist, dann ist er eben bewußtseinsklar, und wenn jemand verhangen ist, dann ist er bewußtseinsgetrübt, das ist also ganz logisch und einfach. Aber nun ist das Bewußtsein, und das sehen Sie ja gerade beim apallischen Syndrom, nicht so einfach zu definieren. Was nützt Ihnen die Bewußtseinsklarheit, wenn Sie nicht an das Bewußtsein herankommen, denn Bewußtsein muß ja mit irgendeinem Inhalt erfüllt sein. Also der Bewußtseinsinhalt ist schlechterdings unbedingt notwendig zur Definition des Bewußtseins, denn sonst können Sie zwar irgendetwas spekulieren, aber Sie haben nichts in der Hand dafür. Außerdem kann man sagen, es gibt vielleicht noch eine Tiefe des Bewußtseins. Es gibt Menschen, gerade nach Schädel-Hirn-Verletzungen, die beschäftigt nur das Hiersein – Essen, Trinken, mehr nicht. Alles andere ist noch weg, es liegt irgendwie außerhalb ihres momentanen Bewußtseins, und dann gibt es eben jene großen Geister, die die Welt erfassen und umfassen, wo alles drin ist – Faust II als Beispiel. Hier kann man sehen, daß es eigentlich eine Tiefe des Bewußtseins gibt, wir können auch sagen eine Tiefe der Bewußtseinsinhalte, ohne die schlechterdings Bewußtsseinslage nicht definiert werden kann. Sehr viel mehr kann man nicht definieren. Aber nun zu dem Patienten mit dem

Korsakow-Syndrom. Er ist ja wirklich schwerstauffällig, und deswegen habe ich ihn gezeigt. Wollen Sie vielleicht sagen, daß er bewußtseinsgetrübt sei? Er ist eben nicht bewußtseinsgetrübt, das Bewußtsein ist völlig in Ordnung. Er ist ganz wach, er nimmt an allem Anteil, nur weiß er nicht, was mit ihm und um ihn herum geschieht und kann daher auch nicht sinnvoll gestaltend eingreifen.
***Prof. Karimi*:** Er ist ja völlig desorientiert, da kann er doch nicht bewußtseinsklar sein. Er nimmt seine Umgebung eben nicht in dem Sinne wahr wie Sie und ich.
***Prof. Huffmann*:** Doch, Herr Karimi. An dem Korsakow-Syndrom hat sich ja die ganze Diskussion überhaupt entzündet, sie läuft nun seit Jahrzehnten. Es ist eine uralte Diskussion. Nur hat man jetzt diese ganzen 50 Jahre intensiver Psychopathologie der körperlich begründbaren Psychosen oder organischen Psychosen übersprungen und spricht vom psychoorganischen Syndrom. Das ist eine Ersatzbezeichnung für alle offenbar organisch bedingten psychischen Störungen, genauso undifferenziert, wie man jetzt einfach alles „Bewußtsein" nennt. Das neueste Reizwort ist die „Demenz". Jetzt sind „alle Menschen dement", wenn sie psychisch nicht ganz in Ordnung sind. Früher gingen wir nur ganz zaghaft daran, jemanden für „dement" zu erklären. Aber neu ist das auch nicht. Um die Jahrhundertwende bezeichnete man alle organischen Psychosen mit Demenz; also auch eine 100 Jahre alte Vorstellung. Nur, heute wird wenig gelesen, und deswegen meinen alle, es sei etwas Neues. Bei den HIV-infizierten Patienten z.B. weiß man inzwischen, daß sehr frühzeitig schon Liquorveränderungen und auch gewisse psychische Veränderungen auftreten, und schon sind sie alle „dement".
***Krenz*:** Ich denke, man sollte in dem Zusammenhang einfach nicht an dem Begriff „Gedächtnis" vorbeigehen. Vielleicht kann zur Erläuterung die Hypnoseforschung helfen. Wir haben im Frühjahr eine Woche lang Hypnoseversuche gemacht. Man kann tatsächlich mit offenen Augen Schach spielen, malen und vieles andere mehr. Nur würden Sie natürlich wahrscheinlich mit mir übereinstimmen, daß der Proband unter Hypnose eben nicht bei klarem Bewußtsein ist. Das einzige Kriterium, was ihn vom Normalvorzustand unterscheidet, ist, daß er sich an die Vorgänge im Grunde genommen nicht erinnern kann. Vielleicht bringt uns die quantitative Erfassung dieser Vorgänge an diesem Punkt weiter; unter der Voraussetzung, daß das zum Gedächtnis Gesagte als Differenzierungskriterium brauchbar ist. Was ist Ihre Meinung hierzu?
***Prof. Huffmann*:** Ich meine, daß die Hypnose eine Form der affektiven Beeinflussung des Bewußtseins ist. Es gibt affektive Zustände – das wird ja immer vor Gericht diskutiert – wenn jemand einen Autounfall hatte; dann heißt es, er war bewußtlos oder nicht, und der Befragte sagt: „Ich kann mich an die 2 min einfach nicht erinnern!" Das ist m.E. der Unfallschock, der diese enorme affektive Erregung, die ihn plötzlich aus einem bis dahin vorhandenen psychischen Zustand herausreißt und in eine ganz andere Situation bringt. Der Betreffende war natürlich in aller Regel nicht bewußtlos, auch nicht bewußtseinsgetrübt, aber er war affektiv so blockiert, daß das Bewußtsein ausgeschaltet worden ist. Und so ist evtl. auch die Hypnosesituation zu erklären. Eine Beeinträchtigung des Bewußtseins kann man sich darunter letzten Endes nicht vorstellen. Ich denke, man kann es nur affektiv ausschalten.

***Prinzhorn*:** Ich glaube, wir befinden uns jetzt in einer gewissen babylonischen Sprachverwirrung. Die Intensivmediziner verstehen unter dem Durchgangssyndrom einen viel engeren Begriff. Sie betrachten darunter die Phase des Patienten, in der er sich spontan oder nach einer Analgosedierung langsam in einer Übergangsphase befindet. Diese Phase ist durch Unruhe, Nesteln etc. bezeichnet. Der Begriff des Durchgangssyndroms ist der wahrscheinlich viel umfassendere. Das ist ein psychiatrisch-neurologisches Problem. Wir als Intensivmediziner stehen vor diesem akuten Problem, den Patienten aus seiner Analgosedierung wieder herauszuführen und kommen dabei oft in einen Circulus vitiosus. Wenn der Patient unruhig wird, versucht er, aus dem Bett zu springen, sich seine Infusion herauszuziehen etc. Wenn er nicht ansprechbar ist, wäre es evtl. sogar falsch, ihn weiter zu sedieren. Dann kommt man aus diesem Teufelskreis überhaupt nicht heraus. Das Problem in der Psychiatrie und Neurologie liegt m.E. viel weiter hinter der eigentlichen Intensivphase, in der Gesundungsphase. Die Problematik des hirnorganischen Durchgangssyndroms, wie wir sie auf den Intensivstationen erleben, ist ein akutes Ereignis, das uns Probleme macht. Ich weiß nicht, ob Herr Wieck damals diese Problematik schon gekannt hat, ob sie mit inbegriffen ist oder ob diese ganze Problematik nun auf 2 Schienen läuft – die eine, die sich eben auf den Intensivstationen abspielt, und die andere, wie bei den beiden Patienten, die hier vorgestellt wurden. Ich möchte das Problem des Intensivmediziners so charakterisieren: ,,Wie kriege ich den Patienten wieder so weit, daß er ansprechbar und kooperativ wird?"

***Prof. Huffmann*:** Wir hatten sehr frühzeitig in der Kölner Nervenklinik eine Intensivstation. Außerdem befand sich die Intensivstation der Neurochirurgen damals unter demselben Dach, so daß auch Hans-Heinrich Wieck mit seinen Doktoranden schon auf den Stationen Testungen durchgeführt hat. Damals ist eine Vielzahl von kleinen Arbeiten entstanden. Ich bin sicher, daß wir diese Frage damals schon berücksichtigt haben. Die Definition des Durchgangssyndroms ist immer so gewesen, wie ich sie beschrieben habe, aber das ist wohl nicht in das Bewußtsein der Chirurgen und Neurochirurgen bzw. Anästhesisten vorgedrungen. Eine scharfe Grenze zwischen den Syndromen mit Bewußtseinstrübung einerseits und Bewußtseinsklarheit andererseits zu ziehen, ist unmöglich. Im hirnorganischen Durchgangssyndrom wird die Persönlichkeit immer deutlicher, das psychiatrische Bild bunt und differenziert, und die Patienten bedürfen in aller Regel nicht mehr der Intensivstation. Deswegen ist es so: Die Patienten auf diesen Stationen sind überwiegend in der schweren, mittelschweren oder leichten Bewußtseinstrübung, allenfalls noch im schweren Durchgangssyndrom, und so verlassen sie auch die Station.

***Prof. Bauer*:** Nun haben wir uns doch im Gestrüpp der Begriffsverwirrung verfangen, was ja eigentlich auch unsere Intention war. Gestatten Sie mir, daß ich noch kurz in die Geschichte der Chirurgie und Psychopathologie abschwenke. Man lernt aus der Geschichte immer am meisten. Die ganze Nosologie der Schädel-Hirn-Verletzungen, angefangen mit den Begriffen der Commotio cerebri und der Contusio cerebri vor 200 Jahren, über die Begriffsbestimmungen von Wilhelm Tönnies im und nach dem 2. Weltkrieg mit den Definitionen Schädel-Hirn-Trauma I, II, III bis hin zur Nomenklatur aus der Kölner Klinik mit dem Brüsseler Komascale: bewußtseinsklar, bewußtseinsgetrübt, Koma I, Koma II, Koma III, Koma IV, Koma V, all diese Begriffsbestimmungen sind gekennzeichnet von der Problematik eines quantitativen Bewußtseinsverständnisses. Alle Versuche, das Problem in den Griff zu bekommen, sind bis jetzt gescheitert. Nun haben die Schotten in ihrer bekannt pragmatischen Art versucht, um dieses Dilemma herumzukommen, haben sich um das Problem Bewußtsein, Bewußtseinszustand, Bewußtseinsinhalt gar nicht wesentlich gekümmert und rein formal gefragt: „Was tut denn eigentlich mein Patient?" Er liegt da und tut gar nichts, oder er liegt da, und ich kann ihn zu Reaktionen motorischer, sprachlicher und okulomotorischer Art bewegen. Auf diese Weise haben Teasdale und Miller in Glasgow und Edinburg anhand eines großen Krankengutes einen Score entwickelt – den Glasgow-Koma-Score –, der nur fragt: „Was geschieht, was tut der Patient?" Der Glasgow-Koma-Scale hat sofort, da er sich pragmatisch am Zustand des Patienten orientiert, weltweite Verbreitung gefunden. Ich glaube, die Attraktivität dieses Scores liegt gerade darin, daß er sich um die Feinheiten, um die wir hier bemüht sind, nicht gekümmert hat. Er ist praktisch anwendbar, erfordert keinen psychopathologischen Background und braucht keine Diskussionen darüber. Der Score stellt einfach pragmatisch fest, der Patient reagiert, er gibt Antwort, er reagiert mit der Motorik, er reagiert sprachlich und gibt eine Zustandsbeschreibung, die sich nicht auf eine Diagnose festlegt und auch keine Prognose festschreibt. Ich darf also noch einmal zusammenfassen, daß wir es in der Neurochirurgie, in der Intensivmedizin – das betrifft auch die anästhesiologischen und internistischen Intensivstationen – in aller Regel mit Zuständen zu tun haben, bei denen der Kranke sich in einer psychopathologischen Übergangssituation befindet, in der die Klarheit des Bewußtseins für uns vielleicht noch erkennbar ist, wir aber die Bewußtseinsinhalte nur rein phänomenologisch an der bestehenden psychomotorischen Unruhe, der illusionären Verkennung der Umgebung und an der ängstlichen Verstimmung erkennen können. Hierbei werden uns Therapien aufgenötigt, deren Konsequenzen im Bezug auf Atmung, Beatmung und Kreislauf Dr. Thiel ausführen wird.

Literatur

Bonhoeffer K (1917) Die exogenen Reaktionstypen. Arch Psychiatr Nervenkr 58: 58–70

Huffmann G (1978) Psychopathologie der Funktionspsychosen. Kopfklinik 2: 143–147

Jaspers K (1973) Allgemeine Psychopathologie, 9. Aufl. Springer, Berlin Heidelberg New York

Korsakow SS (1890) Über eine besondere Form psychischer Störung, combiniert mit multipler Neuritis. Arch Psychiat Nervenkr 21: 669–704

Kretschmer E (1940) Das apallische Syndrom. Z Ges Neurol Psychiat 169: 576–579

Scheid W (1934) Zur Pathopsychologie des Korsakow-Syndroms. Z Ges Neurol Psychiat 151: 346–369

Scheid W (1962) Die Lehre von den „exogenen Reaktionstypen" vor einem halben Jahrhundert und heute. In: Kranz H (Hrsg) Psychopathologie heute, 13. Aufl. Thieme, Stuttgart, S 205–211

Schneider K (1987) Klinische Psychopathologie, 13. Aufl. Thieme, Stuttgart

Wieck HH (1956) Zur Klinik der sogenannten symptomatischen Psychosen. Dtsch Med Wochenschr 81: 1345–1349
Wieck HH (1967) Lehrbuch der Psychiatrie. Schattauer, Stuttgart

Probleme der Atmung/Beatmung und Hämodynamik unter sedativ-analgetischer Medikation

A. Thiel

Die intensivmedizinische Behandlung von Patienten mit Schädel-Hirn-Trauma stellt uns täglich vor eine Reihe von Fragen und Problemen. Eines ist die häufig notwendige Analgosedierung dieser Patienten und die damit verbundenen Auswirkungen auf wichtige Organsysteme wie z.B. Atmung und Kreislauf. Darüber hinaus zeigen sich häufig Vigilanz- und Bewußtseinsstörungen in der posttraumatischen Phase, die sich als Durchgangssyndrom, als Bewußtseinstrübung manifestieren können.

Die wichtigsten Ziele der Analgosedierung bestehen in einer effizienten Analgesie, der Tolerierung notwendiger therapeutischer und evtl. auch diagnostischer Maßnahmen und der Abschirmung der Patienten gegenüber psychischen und vegetativen Entgleisungen. Bevor man sich jedoch entschließt, eine systemische analgetische und sedative Therapie mit all ihren möglichen Komplikationen durchzuführen, sollten auch alternative Behandlungsverfahren bedacht werden. Hierzu zählen insbesondere lokale und regionale Methoden der Schmerzbekämpfung. Bei gleichzeitigem Thoraxtrauma mit Rippenserienfraktur z.B. bietet sich die thorakale Periduralanästhesie an, weiterhin die Interkostalblockade, aber auch die intrapleurale Applikation von Lokalanästhetika. Gerade in der Phase der Entwöhnung vom Respirator können diese Methoden eine wesentliche Hilfe für die Patienten bedeuten. Auch die Tolerierung schmerzhafter therapeutischer Maßnahmen ist in etlichen Fällen durch lokale oder regionale Anästhesie möglich. Die Abschirmung gegenüber psychischem Streß ist gerade in der Entwöhnungsphase vom Respirator wichtig und durch intensiven Kontakt zwischen dem Patienten auf der einen Seite und den Angehörigen sowie ärztlichem und pflegerischem Personal auf der anderen Seite auch möglich. Idealerweise sollte eine entsprechend geschulte Pflegeperson rund um die Uhr für den Patienten zur Verfügung stehen. Da dies in vielen Fällen nicht möglich sein wird, muß auch dieser Gesichtspunkt bei der Planung der allgemeinen Therapie mitberücksichtigt werden.

Eine ideale Analgosedierung sollte eine ganze Reihe von Anforderungen erfüllen. Der Patient sollte zwar sediert sein, auf der anderen Seite jedoch jederzeit kooperativ, erweckbar. Eine ausreichende Vigilanz ist für die klinisch-neurologische Beurteilung von hohem Wert und kann mit dazu beitragen, aufwendige apparative Untersuchungsverfahren auf ein Minimum zu beschränken. Immer sollte eine ausreichende Schmerzbekämpfung erfolgen. Im Idealfall ist der Patient schmerzfrei. Dieser Gesichtspunkt ist nicht leicht zu realisieren, da Schmerzcharakter und -intensität gerade beim Intensivpatienten rasch wechseln können. Darüber hinaus ist es im Einzelfall trotz erheblicher Fortschritte auf dem Gebiet der Algesimetrie in den letzten Jahren schwer möglich, das Phänomen Schmerz zu objektivieren. Besonderes Schwergewicht liegt auf der Forderung, Atmungs- und Kreislaufsystem durch eine Analgosedierung möglichst wenig zu beeinflußen. Das gleiche gilt für das endokrine System und für die metabolische Situation. Darüber hinaus sollte eine Beeinträchtigung des Immunsystems ebenso fehlen wie Interaktionen mit anderen Medikamenten. Angesichts dieses Kataloges an Forderungen verwundert es nicht, daß das ideale Medikament zur Analgosedierung des Intensivpatienten bisher noch nicht gefunden werden konnte. Vielmehr müssen die schon erwähnten Ziele der Analgosedierung meist mit einer Reihe von unerwünschten Wirkungen erkauft werden.

Mit welchen Substanzen kann eine Analgosedierung durchgeführt werden? Eine Möglichkeit bietet die Kombination von Opioiden mit Neuroleptika. Vorteilhaft bei dieser Kombination ist die gute analgetische Wirksamkeit der Opioide. Allerdings ist eine ausreichende Sedierung auch unter hohen Dosen der Opioide in vielen Fällen nicht zu erreichen. Die Neuroleptika bewirken zwar eine affektive Distanzierung des Patienten von seiner Umgebung, was zumeist therapeutisch erwünscht ist. Sie wirken jedoch oft unzureichend sedierend und unzureichend anxiolytisch. Die bekannten extrapyramidalen Nebenwirkungen können schon nach einmaliger Gabe auftreten und sind bei längerer Anwendung und/oder hoher Dosierung auch kaum zu vermeiden. Dieses Regime ist daher weitgehend zugunsten der Anwendung von Opioiden in Kombination mit Benzodiazepinen verlassen worden. Das Problem des Benzodiazepinüberhanges nach Absetzen der Analgosedierung kann zumindest in einem Teil der Fälle durch den Einsatz des spezifischen Benzodiazepinrezeptorantagonisten Flumazenil gemildert werden. In neueren Untersuchungen hat sich gezeigt, daß die Kombination von Ketamin mit Benzodiazepinen eine sinnvolle Alternative zu den bisherigen Methoden der Analgosedierung sein kann. Allerdings wird sich der Einsatz von Ketamin bei Patienten mit Schädel-Hirn-Trauma in der Regel verbieten, da es in Abhängigkeit von der Ventilationslage zur Steigerung des zerebralen Blutflusses und u.U. zu gefährlichen Hirndruckanstiegen kommen kann. Gerade bei diesen Patienten erscheint der Einsatz von Barbituraten zumindest temporär nützlich zu sein. Allerdings muß man die Gabe von Barbituraten unter dem Gesichtspunkt der „Hirnprotektion" als obsolet bezeichnen. Über Propofol liegen bisher noch relativ wenig Mitteilungen vor. Insbesondere bei der Behandlung von Schädel-Hirn-traumatisierten Patienten muß die Zukunft zeigen, welchen Stellenwert diese vielversprechende Substanz bekommt.

Analgosedierung und maschinelle Beatmung gehören mit zu den Grundzügen der Behandlung des schweren Schädel-Hirn-Traumas. Dabei müssen die Vorteile der Analgosedierung und maschinellen Beatmung gegenüber den Nachteilen abgewogen werden. Die kontrollierte Hyperventilation ist neben der Oberkörperhochlagerung sicherlich eine der wichtigsten Routinemaßnahmen zur Senkung eines erhöhten intrakraniellen Druckes. Meistens müssen die Patienten hierfür analgosediert werden, wobei 3 Ziele im Vordergrund stehen. Erstens soll durch Hyperventilation die Abnahme eines erhöhten intrakraniellen Druckes erfolgen. Zweitens soll die kontrollierte Beatmung vom Patienten toleriert werden; Husten und Pressen des

Patienten gegen den Respirator müssen unbedingt vermieden werden, damit es nicht auf diese Weise zu kritischen Steigerungen des intrakraniellen Druckes kommt. Drittens läßt sich durch die Analgosedierung in aller Regel eine Senkung des Gesamtsauerstoffverbrauches erreichen, insbesondere auch des zerebralen Sauerstoffverbrauches. Dieses ist sowohl für die Benzodiazepine als auch für die Barbiturate und Propofol nachgewiesen. Als Nachteile der Analgosedierung und maschinellen Beatmung beim Schädel-Hirn-Trauma wäre einmal die praktisch immer zu findende intrathorakale Drucksteigerung während der maschinellen Beatmung zu nennen. Zum zweiten ist die Einschätzung des neurologischen Status unter Analgosedierung mit den üblicherweise verwendeten Substanzen schwierig oder sogar unmöglich.

Respiratorische Probleme unter Analgosedierung können in unterschiedlichem Ausmaß auftreten. Hierbei wären zum einen bronchopulmonale Infektionen zu nennen. Gerade für kontrolliert beatmete Patienten ist das Risiko einer Pneumonie immer noch sehr hoch und beträgt je nach Patientengut und Literaturangabe zwischen 20 und 60%. Relativ häufig kommt es zur Ausbildung von Atelektasen. Betroffen sind auch junge, primär lungengesunde Patienten. Je nach der Größe des betroffenen Lungenabschnitts kann es zu mehr oder weniger stark ausgeprägten Ventilationsstörungen kommen. Als weitere Komplikation wäre das Barotrauma der Lunge zu nennen. In Abhängigkeit von der Höhe der Atemwegsdrucke, der Beatmungsdrucke kann es zur Überdehnung von Alveolen oder präexistenten Emphysemblasen kommen, deren Ruptur zum Pneumothorax oder auch zum gefürchteten Spannungspneumothorax führen kann.

Auf die Problematik der bronchopulmonalen Infektionen möchte ich näher eingehen. Auf der anästhesiologisch geführten operativen Intensivstation Gießen wurde untersucht, wie häufig und wie schnell sich pulmonale Infektionen bei langzeitbeatmeten Patienten entwickeln. In dieser Untersuchung (Füssle 1991) wurden insgesamt 190 Patienten untersucht. 1/4 dieser Patienten waren polytraumatisiert. Die bakterielle Besiedlung des Tracheobronchialsystems bestand während der ersten Beatmungstage im wesentlichen aus Keimen der eigenen Oropharyngealflora des Patienten. In den ersten 5–7 Tagen nach Aufnahme wurden hauptsächlich Pneumokokken, Staph. aureus, hämolysierende Streptokokken und Hämophilus influenza gefunden. Im weiteren Krankheitsverlauf wurden diese Keime zunehmend durch Enterokokken, Pseudomonaden und auch Candida abgelöst. Bei 144 dieser 190 Patienten wurde eine massive Besiedelung des Tracheobronchialraumes nachgewiesen, die bei 68 Patienten zur pulmonalen Infektion führte und davon in etwa der Hälfte der Fälle zur Pneumonie. Polytraumatisierte Patienten waren überproportional häufig betroffen.

Deutliche Unterschiede zeigten sich in der Infektiosität der einzelnen Erreger. Die massive Besiedelung mit Pseudomonas aerogenosa führte z.B. sehr häufig und mit geringer zeitlicher Latenz zu behandlungspflichtigen Infektionen. Die Infektiosität von Candida war dagegen mit 30% vergleichsweise gering. Zudem bestand eine Latenz von etwa 3–6 Tagen zwischen dem Nachweis der Besiedelung und einer Tracheobronchitis bzw. Pneumonie.

In diesem Zusammenhang ist auch der Beatmungsweg von Bedeutung. Zumeist sind die Patienten bei der Aufnahme in die Klinik oral intubiert. Die modernen, gewebefreundlichen Kunststofftuben können durchaus einige Tage belassen werden. Problematisch ist beim orotrachealen Tubus die Fixierung; darüber hinaus ist ein oral eingelegter Tubus für Patienten in der Aufwachphase natürlich recht unangenehm. Wenn eine längere Beatmungsdauer notwendig ist, wird man sich möglicherweise zu einem anderen Zugangsweg entschließen müssen. Hier bietet sich zunächst der nasotracheal eingelegte Tubus an, da er besser und einfacher als der orale Tubus fixiert werden kann und in der Aufwachphase vom Patienten auch deutlich besser toleriert wird. Eines der Hauptprobleme bei diesem Zugangsweg besteht allerdings darin, daß die Drainage der Nasennebenhöhlen praktisch immer behindert ist. In vielen Fällen ergeben sich daraus Sinusitiden, die trotz Antibiotikagabe erst nach Entfernung des Tubus wieder abklingen.

Dazu das Beispiel eines 29jährigen Patienten mit Zustand nach Schädel-Hirn-Trauma, Zustand nach Thoraxtrauma. Im weiteren Krankheitsverlauf entwickelte der Patient Fieber. Auf der Suche nach dem infektiösen Herd haben wir natürlich auch die Nasennebenhöhlen geröntgt. Es bestand eine rechtsseitige Verschattung. Der Patient befand sich zu diesem Zeitpunkt in der Aufwachphase, war allerdings nie richtig bewußtseinsklar, wirkte „durchgängig". Er wurde daraufhin tracheotomiert. Innerhalb von 2–3 Tagen entfieberte er, die Bewußtseinslage besserte sich zunehmend und im Grunde genommen ist erst nach der Tracheotomie eine Respiratorentwöhnung dieses Patienten möglich gewesen. Diese Erfahrungen haben uns dazu bewogen, die nasotracheale Intubation zur Langzeitbeatmung völlig zu verlassen. Als Beispiel dienen die Ergebnisse einer Untersuchung von Michelsen et al. (1991) aus dem *Anästhesisten* aus dem Jahre 1991. Hier wurden zwei Gruppen von Patienten miteinander verglichen. Die Gruppe A umfaßte 20 Patienten, die nasotracheal intubiert waren. Die Gruppe B umfaßte 24 oral intubierte Patienten unter Berücksichtigung pathologischer Kiefernhöhlenbefunde zu Studienbeginn. Die Studie zeigte, daß eine Sinusitis bereits am Aufnahmetag etwa in der gleichen Größenordnung, nämlich n=6 bzw. n=4 in beiden Gruppen vorhanden war. Der Zeitraum der Beobachtung betrug in dieser Untersuchung im Schnitt 7 Tage. Es zeigte sich am Ende dieser 7 Tage, daß in der nasal intubierten Gruppe nur ein einziger Patient einen unauffälligen Nasennebenhöhlenbefund hatte. Alle anderen Patienten hatten entweder bei der Aufnahme oder im weiteren Krankheitsverlauf eine ein- oder auch doppelseitige Sinusitis entwickelt. Dieses Ergebnis besaß auch klinische Relevanz. Die Erreger, die dort isoliert werden konnten, waren durchweg pathogen. Demgegenüber bot die Gruppe der oral intubierten Patienten insgesamt eine deutlich geringere Anzahl an Sinusitiden. Wir stellen daher in den Fällen, in denen die Dauer der maschinellen Beatmung nach einigen Tagen nicht abzusehen ist, frühzeitig die Indikation zur Tracheotomie.

Probleme von seiten des respiratorischen Systems ergeben sich jedoch nicht nur unter kontrollierter Ventilation, sondern auch und gerade in der Phase der Entwöhnung vom Respirator. Zunächst einmal die allerwichtigsten Kriterien, die erfüllt sein müssen, bevor ein Patient vom Respirator entwöhnt werden kann: natürlich zum einen die Behebung der zur Beatmung führenden Situation; zum anderen muß gewährleistet sein, daß die inspiratorische Sauerstoffkonzentration deutlich unter 50% liegt bei normalisierten Parametern, also beispielsweise dem Spitzenfluß, der am Gerät eingestellt werden kann, der Plateauphase des Gerätes, der Höhe des positiv endexpiratorischen Druckes. Es gibt eine Reihe von Möglichkeiten, wie die Patienten vom Respirator entwöhnt werden können. Wir können beispielsweise die synchronisierte Intermittent Mandatory Ventilation einsetzen. Manche Geräte haben die Möglichkeit, die Spontanatmung des Patienten mit Hilfe eines einstellbaren Hilfsdruckes zu unterstützen. Bei komplett spontan atmenden Patienten gibt es die Möglichkeit, dem Patienten einen relativ hohen Flow anzubieten. Es gibt diese Option bei manchen Beatmungsgeräten als sog. Flow-by.

Die Ursachen einer schwierigen Entwöhnung vom Respirator können außerordentlich vielfältig sein. Eventuell liegt beim Patienten ein inadäquates Atem-Minuten-Volumen vor, relativ leicht durch die Blutgasanalyse festzustellen. Möglicherweise hängt die schwierige Entwöhnung auch mit einer erhöhten Totraumventilation beim Patienten zusammen, die alveoläre Ventilation für diesen Patienten reicht nicht aus. Insbesondere in den Phasen, in denen erhöhte Körpertemperaturen bestehen, ist davon auszugehen, daß der O_2-Verbrauch gesteigert ist. Probleme bei der Respiratorentwöhnung können durch vermehrte bronchiale Sekretion, durch Insuffizienz der Atemmuskulatur, insbesondere nach langer Beatmungsdauer, auftreten. Nicht zuletzt können Sedativa oder Analgetika noch lange nach dem Absetzen der Substanzen ihre Wirkungen zeigen. Die Patienten können einen Überhang bieten und auch das hirnorganische Psychosyndrom kann eine Rolle spielen.

Gerade beim Schädel-Hirn-Traumapatienten stellt das häufige posttraumatische Psychosyndrom besondere Probleme bei der Respiratorentwöhnung dar. Oft ist davon auszugehen, daß die Patienten nur eine eingeschränkte Vigilanz und sehr häufig eine ausgeprägte motorische Unruhe aufweisen. Vegetative Störungen und psychovegetative Störungen sind nicht selten. In diesem Zusammenhang soll auf die Möglichkeit verwiesen werden, daß delirante Zustandsbilder auch durch die Analgosedierung selbst mitverursacht sein können.

Dieser Zustand ist als sog. zentrales anticholinerges Syndrom bekannt. Das klinische Bild ist durch 2 gegensätzliche Bilder geprägt. Zum einen können die Patienten ausgesprochen agitiert und aggressiv sein, sie können möglicherweise halluzinieren. Zum anderen kann eine Bewußtseinstrübung in dem Rahmen vorliegen, daß die Patienten somnolent bis komatös sind.

Als auslösende Medikamente müssen eine Vielzahl von Substanzen berücksichtigt werden – Bella-Donna-Alkaloide, Benzodiazepine. Anästhetika etc. Dies ist nur eine Auswahl der auslösenden Medikamente.

Wie läßt sich die Diagnose des zentralen anticholinergen Syndroms stellen? Im Grunde genommen nur dadurch, daß man andere mögliche Ursachen für die Bewußtseinsstörung ausschaltet. Therapeutisch ist es möglich, zentralwirkende Cholinesterasehemmer zu geben, also beispielsweise das Physostygmin; die Patienten weisen eine positive Reaktion auf, sie klaren auf und die Bewußtseinstrübung läßt nach.

Unter einer Analgosedierung beatmeter Patienten treten jedoch nicht nur respiratorische Probleme auf, auch hämodynamische Probleme müssen berücksichtigt werden (Tab. 1). Zum einen die arterielle Hypotension, die zur kritischen Perfu-

Tabelle 1. Probleme der Hämodynamik unter Analgosedierung

Artierielle Hypotension
Arterielle Hypertension
Erniedrigte kardiale Förderleistung
Kritische Perfusionsminderung wichtiger Organe

sionsminderung wichtiger Organe, u.a. auch des Gehirns, führen kann. Das gleiche gilt für primär kardiale Störungen, unabhängig von ihrer Genese. Insbesondere in der Entwöhnungsphase vom Respirator sehen wir aber auch häufig behandlungsbedürftige Hypertonien. Insbesondere dann, wenn als Ursache für die Hypertonie ein Opiatentzugssyndrom diskutiert wird, bieten sich mit dem Alpha_2-Agonisten Clonidin wirksame Möglichkeiten. Es stellt sich daher die Frage, in welchem Ausmaß die Analgosedierung zu diesen Problemen beiträgt. Die Betrachtung der wichtigsten hämodynamischen Nebenwirkungen der verwendeten Substanzen soll darüber Aufschluß geben.

Hämodynamische Nebenwirkungen der Opioide können in Form von Blutdruckabfall auftreten bei normalerweise minimaler Reduktion der kardialen Inotropie. Häufig läßt sich beobachten, daß die Herzfrequenz nach Opioidgabe gesenkt ist.

Nebenwirkungen der Benzodiazepine: Auch hier läßt sich relativ häufig ein Blutdruckabfall beobachten, insbesondere dann, wenn die Benzodiazepine nicht kontinuierlich, sondern als Bolus zugeführt werden. Insgesamt wird die Herzfrequenz nur gering beeinflußt, und wir finden eine relativ geringe Reduktion der kardialen Inotropie.

Dehydrobenzperidol, auch als Droperidol bekannt, führt auf Grund seiner Alphaantagonistischen Wirkung, wenn es als Bolus gegeben worden ist, häufig zu einem Blutdruckabfall. Die Herzfrequenz reagiert relativ variabel. Es können sowohl Herzfrequenzsteigerungen wie auch Senkungen der Herzfrequenz beobachtet werden. Im allgemeinen tritt in den therapeutischen Dosen keine oder nur eine geringe Beeinflußung der kardialen Inotropie auf.

Bei den Barbituraten beobachten wir relativ häufig Blutdruckabfall, Anstieg der Herzfrequenz und Reduktion der kardialen Inotropie.

Im Gegensatz zu den bisher besprochenen Substanzen unterscheidet sich das hämodynamische Nebenwirkungsprofil von Ketamin erheblich. Durch die Steigerung des zentralen Sympathikotonus kommt es zu einem Blutdruckanstieg, einer Steigerung der Herzfrequenz und einer Steigerung der kardialen Inotropie.

Die hämodynamischen Nebenwirkungen von Propofol sind hauptsächlich durch einen Blutdruckabfall auf Grund einer Vasodilatation bei einem möglicherweise leichten Anstieg der Herzfrequenz und einer Reduktion der kardialen Inotropie darzustellen.

Hämodynamische Probleme unter Analgosedierung kommen zwar relativ häufig vor, werden aber nur selten durch die Analgosedierung selbst verursacht. Ein Beispiel aus einer Untersuchung, in der Fentanyl in der Kombination mit Midazolam gegen die Kombination Ketamin und Midazolam verglichen wurde: Über ein erweitertes hämodynamisches Monitoring mit Hilfe eines Pulmonaliskatheters

Tabelle 2. Äthiopathogenese des „Durchgangssyndroms“

Unzureichendes HZV	Hypoxie
Kardiale Arrhythmien	COPD
⇓	⇓
„Durchgangssyndrom“	
⇑	⇑
Metabolische Ursachen	Intoxikationen
Renale Ursachen	Infektionen
Trauma	Neoplasien

wurden die wichtigsten hämodynamischen Kenngrößen gemessen bzw. errechnet. Das Verhalten des Cardiac index, des mittleren arteriellen Blutdruckes sowie der Herzfrequenz wurde in beiden Gruppen über einen Zeitraum von 48 h untersucht. Insgesamt kam es zwischen den beiden Gruppen Fentanyl-Midazolam und Ketamin-Midazolam zu keinen signifikanten Unterschieden (Adams 1984).

Wie lassen sich die bisher dargestellten Probleme der Atmung/Beatmung und Hämodynamik unter Analgosedierung reduzieren? Zur Vermeidung respiratorischer Komplikationen ist der Einsatz differenzierter Beatmungstechniken notwendig. Der Respirator muß an die Bedürfnisse des Patienten adaptiert werden und nicht umgekehrt. Mit den modernen Beatmungsgeräten dürfte dies kein großes Problem mehr darstellen, da der Übergang von reiner kontrollierter Beatmung zur reinen Spontanatmung fast fließend gestaltet werden kann. Weiterhin ist sicherlich eine konsequente Tracheobronchialtoilette erforderlich. Zur sorgfältigen mikrobiologischen Überwachung ist eine 1- bis 2tägige regelmäßige Entnahme von Trachealsekret erforderlich. Auch eine flankierende physikalische Therapie, die wesentlich zur Vermeidung respiratorischer Komplikationen beitragen kann, ist sinnvoll.

Zur Vermeidung hämodynamischer Komplikationen gilt, daß ein ausreichender Perfusionsdruck, ein ausreichendes Herz-Zeit-Volumen und dadurch ein ausreichendes Sauerstoffangebot an die wichtigen Organe gesichert werden kann. In vielen Fällen wird es notwendig sein, damit diese Voraussetzungen erfüllt werden können, daß auch vasoaktive Medikamente, also beispielsweise Katecholamine, dem Patienten zugeführt werden.

Posttraumatische Bewußtseinsstörungen im Sinne eines „Durchgangssyndroms“ können auf einer Vielzahl von Ursachen beruhen (Tab. 2). Primär kardiale Ursachen wie kardiale Arrhythmien und ein möglicherweise unzureichendes Herz-Zeit-Volumen gehören ebenso dazu wie primär pulmonale Probleme mit Hypoxie oder Erkrankungen aus dem Kreis der chronisch obstruktiven Lungenerkrankungen. Metabolische Ursachen, renale Ursachen, Trauma, Intoxikation, Infektion, Neoplasien spielen eine ganz wesentliche Rolle. Bei der Behandlung des Durchgangssyndroms müssen eine Reihe von Risikofaktoren mitberücksichtigt werden (Tab. 3 und 4).

Das sind zum einen kardiovaskuläre Risikofaktoren, beispielsweise Patienten mit koronarer Herzkrankheit, mit vorbekannten Rhythmusstörungen, Herzinsuffizienz oder Hypertonus. Patienten, die im Rahmen der Herzchirurgie operiert werden, weisen eine relativ hohe Rate von postoperativen Durchgangssyndromen auf.

Tabelle 3. Kardiovaskuläre Risikofaktoren

KHK
Rhythmusstörungen
Herzinsuffizienz
Hypertonus

Tabelle 4. Pulmonale Risikofaktoren

Asthma bronchiale
Chronische Emphysembronchitis
Restriktive Ventilationsstörung
Unerkannte Pneumonie

Auch pulmonale Risikofaktoren spielen eine Rolle, beispielsweise das Asthma bronchiale, chronische Emphysembronchitis, im Zusammenhang mit der chronisch obstruktiven Lungenerkrankung zu sehen. Aber auch restriktive Ventilationsstörungen können eine Rolle spielen, möglicherweise auch eine unerkannte, vor der Krankenhausaufnahme schon bestandene Pneumonie, die im weiteren Verlauf dann zu den bekannten Problemen führen kann.

Zusammenfassend ist zu sagen, daß Probleme der Atmung bzw. Beatmung und der Hämodynamik unter Analgosedierung außerordentlich vielfältig auftreten können. Gerade die Behandlung von Patienten mit Durchgangssyndromen erfordert eine individuelle Strategie. Trotz verbesserter therapeutischer Möglichkeiten stellen diese Patienten aber immer noch ein weitgehend ungelöstes Problem dar.

Diskussion

***Prof. Bauer*:** Vielen Dank, Herr Thiel, für Ihre umfassende Darstellung des Problems. Ich glaube, es ist Ihnen gelungen zu zeigen, daß das hirnorganische Durchgangssyndrom auch von seiten der Atmung und Beatmung eine erhebliche multidisziplinäre Herausforderung ist. Jeder Behandelnde ist immer wieder in der Situation „herumzuprobieren", mit welchem Medikament mit dem höchsten erwünschten Effekt und den geringsten Nebenwirkungen er erfolgreich ist. Ich darf nun das Auditorium um Fragen an den Referenten bitten.

***Prof. Karimi*:** Herr Thiel, zur Frage der Komplikationen bei lang anhaltender nasotrachealer Intubation möchte ich einige Bemerkungen anbringen. Wir hatten Anfang der 60er Jahre immer inauguriert, einen Nasotrachealtubus nicht länger als 3–4 Tage zu belassen, dann muß er einfach gewechselt werden, möglichst auf die Gegenseite. Wir haben jetzt fast 20 Jahre Erfahrungen und, wie sich zeigt, sind wir damit sehr zufrieden. Wäre die Konsequenz nicht tatsächlich doch die, daß man wirklich regelmäßig wechselt? Genau wie wir die Menschen, um ein Dekubitalgeschwür zu vermeiden, ständig drehen. Es ist klar, daß, wenn ein Tubus an derselben Stelle über 10–15 Tage liegt, er zu Schwierigkeiten führt. Wäre es nicht richtiger, bevor man wieder in die alten Zeiten zurückgeht, einfach alle 2–3 Tage den nasotrachealen Tubus zu wechseln?

***Dr. Thiel*:** Tatsache ist, daß natürlich in einem Zeitraum von etwa 3–5 Tagen die nasotrachealen Tubi auch bei uns auf der Intensivstation gewechselt werden. Es ließ sich aus der Arbeit von Michelsen et al. (1991) nicht entnehmen, ob sie es dort auch so durchgeführt haben. Wir haben aber eine relativ ähnliche Untersuchung auf unserer Station gemacht, die im Grunde genommen zu gleichen Ergebnissen führte, nämlich, daß die Gefahr der Sinusitis als Sepsisherd, als Infektionsherd, gerade bei den nasotracheal intubierten Patienten immer sehr hoch war, so daß wir uns mittlerweile dazu entschlossen haben, die Patienten orotracheal zu intubieren. Dabei wird in regelmäßigen Abständen 3–4mal am Tag der Tubus von der rechten auf die linke Seite geschoben, um Verletzungen der Mundschleimhaut zu vermeiden. Wenn die Beatmungsdauer nicht abzusehen ist, werden die Patienten relativ frühzeitig tracheotomiert. Die große Gefahr ist die Verlegung des Abflusses aus den Nasennebenhöhlen, die dann als Sepsisherd für eine Reihe von Komplikationen in Betracht gezogen werden müssen. Diese Komplikation kann durch eine frühzeitige Tracheotomie vermieden werden.

***Prof. Lennartz, Marburg*:** Ich kann mich der Meinung von Herrn Karimi nicht anschließen, den Tubus alle 3–4 Tage von der einen Seite auf die andere Seite zu wechseln. Erstens entsteht das Problem, daß nicht beide Nasenlöcher gleich groß sind. Mal haben Sie einen dicken Tubus, mal haben Sie einen dünnen Tubus. Zweitens führt jede nasotracheale Intubation zu Schleimhautläsionen in der Nase, an der Rachenhinterwand und am Kehlkopf. Wir haben ein sehr differenziertes Krankengut auf der Station, vorwiegend Patienten, die von anderen Kliniken wegen eines ARDS zugewiesen werden, und wenn Sie einmal so einen Nasen-Rachenraum inspiziert haben, und wissen, wie lädiert er aussieht, wie zerstört die Schleimhaut ist, welche Verletzungen da gesetzt worden sind, dann wird Ihnen übel. Da kann ich nur sagen: ,,Wenn ein Patient länger als 3–5 Tage beatmet werden muß, sollte man sich frühzeitig zu einer Tracheotomie entschließen, und wir machen dies grundsätzlich so.

***Prof. Bauer*:** Herr Lennartz, es hat natürlich alles seinen Grund. Unsere Generation hat noch die schrecklichen Erfahrungen mit den Tracheotomien der 50er und 60er Jahre in Erinnerung. Und wer sich an die Situation von damals erinnert, war glücklich und selig, als wir endlich von der Tracheotomie und Sauerstoffzelt weggekommen waren. Wir hatten gelernt, mit dem Tubus zu leben und haben uns nicht gescheut, den Tubus, wenn er 3- oder 4tägig gewechselt wurde, auch 4–6 Wochen liegen zu lassen.

Inzwischen haben wir gelernt, daß auch die Langzeitintubation nicht ideal ist. So sind wir in den letzten Jahren doch wieder zu einer relativ frühzeitigeren Tracheotomie übergegangen. Diese Erfahrung gilt wohl für die meisten Intensivmediziner. Aber die Indikation zur Tracheotomie muß streng gestellt werden, und sie muß von erfahrenen Chirurgen durchgeführt werden, die diesen Eingriff beherrschen. Die Tracheotomie ist nach wie vor bei den Patienten, seien sie komatös, seien sie im Durchgangssyndrom, eine zusätzliche traumatische Belastung, die nicht nur lokal, sondern auch für den Gesamtverlauf bestimmend sein kann. Aber sie muß billigend in Kauf genommen werden bei entsprechenden Kontrollen, und daran wird sich wohl in absehbarer Zeit auch nichts ändern.

***Prof. Karimi*:** Ich möchte nicht, daß jetzt zwei Fronten entstehen. Aber auffällig sind in der Tat die unterschiedlichen Ergebnisse. Wir haben in den 60er Jahren wirklich über 10 Jahre die Leute nachuntersucht. Wir haben keine wesentlichen Schäden festgestellt, und auch heute sind die Komplikationen in der Kölner Klinik ganz anders als die, von denen man allenthalben hört. Es muß an der Technik liegen. Ich bin völlig Ihrer Meinung, Herr Lennartz: In den ersten Tagen braucht man den Tubus gar nicht zu wechseln. Aber bei langandauernden therapeutischen Anwendungen sind unsere Erfahrungen anders. Wenn man die Komplikationen einer Tracheotomie mit den Schäden nach anhaltender Intubation vergleicht, scheint mir die Langzeitintubation immer noch das kleinere Übel zu sein. Ich glaube, man kann augenblicklich nicht sagen, es sei obsolet, eine Langzeitintubation zu empfehlen.

***Prof. Lennartz*:** Bei der Tracheotomie, wie wir sie bei uns durchführen, handelt es sich um ein Verfahren, das wir plastische Tracheotomie nennen. Dies ist ganz entscheidend. Wenn Sie eine „Feld-Wald-und-Wiesen-Tracheotomie" durchführen, geht es natürlich nicht. Sie müssen darüber hinaus auch Tracheotomietuben benutzen, die entsprechend vorgeformt sind und sich der Trachea anpassen. Dann haben Sie kein Problem mit der Tracheotomie. Wir überblicken mittlerweile über 300 Patienten, die tracheotomiert worden sind, mit denen wir kein einziges Problem hatten. Probleme gab es vielmehr mit den Tuben, mit denen die Patienten zu uns kamen.

***Prof. Bauer*:** Ich möchte hinzufügen, daß der genius loci in Köln und die Erfahrung, die Herr Karimi in diesem Zusammenhang hat, natürlich für sich sprechen und wir sollten uns davor hüten, die Kölner oder die Marburger Erfahrungen zu verallgemeinern.

***Dr.Buhl, Düsseldorf*:** Ich möchte auf die Frage der Langzeitintubation zurückkommen. Die für den Patienten unkomfortable Situation, nasal oder oral intubiert zu sein, kann einen Trigger-Mechanismus darstellen, über den eine produktive Symptomatik im Rahmen eines Durchgangssyndroms unterhalten oder vielleicht sogar erst ausgelöst werden kann. Wir haben die Erfahrung gemacht, daß sich Patienten z.T. mit dem oralen Tubus als Pfeife im Mundwinkel sehr gut entwöhnen lassen. Genau das gleiche kann mit einem nasal liegenden Tubus passieren. Aber auch das Gegenteil kann der Fall sein: daß den Patienten der Tubus in einer Form stört, der besonders in der Entwöhnungsphase eine Trigger-Funktion übernimmt und den ganzen Prozeß der Entwöhnung stört. Die Frage ist, wie es dazu kommt, daß der eine Patient so extrem, andere Patienten dagegen gar nicht auf den Fremdkörper reagieren. Eine weitere Frage ist, wie wir die Trigger-Funktion des Tubus durch Medikamente zusätzlich beeinflussen können. Sie haben in Ihren Beispielen von Haldol gesprochen. Wir werden sicher noch eine Reihe von anderen Beispielen dazu hören, aber ist das nicht eine Erfahrung, die zusätzlich – für uns jedenfalls – von Bedeutung ist.

***Prof. Dimpfel*:** Herr Buhl, ich muß Ihnen recht geben. Abgesehen von transienten Minderdurchblutungen einzelner Hirnregionen oder Hypoxien, die durchaus das gleiche auslösen können, kommt wahrscheinlich den Medikamenten die größte

Bedeutung zu. Mich wundert manchmal, daß noch soviel Ketamin eingesetzt wird. Uns ist es nicht gelungen, dieses anhand des Hirnstromprofiles bei Phencylidin („angel dust") zu untersuchen, einer Substanz, die sich in Entwicklung befunden hat, auch ein N-Methyldiaspertat-Antagonist, das MK 801 oder Dizulzelopin; sie ist nicht weiterentwickelt worden, weil es zu Halluzinationen etc. geführt hat. Das ist auch für Ketamin beschrieben. Für mich ist das ein sehr unliebsames Mittel für die Entwicklung eines hirnorganischen Psychosyndroms oder Durchgangssyndroms.
***Prof. Bauer*:** Herr Lennartz, haben Sie auf Ihrer interdisziplinären Intensivstation, auf der Sie viel mit solchen Patienten zu tun haben, das Ketamin stark eingesetzt?
***Prof. Lennartz*:** Ja. Wir bekommen im Jahr etwa 50 Patienten von auswärts zugewiesen. Pro Jahr haben wir etwa 200 langzeitbeatmete Patienten. Wir führen seit Jahren eine Analgosedierung nur mit *Phenobarbital* und *Temgesic* durch. Damit sind wir recht zufrieden. Wir haben weder Kreislaufeinbrüche noch sonstige nennenswerten Probleme zu verzeichnen. Die Patienten haben zwar eine etwas längere Aufwachphase, aber das stört uns nicht, weil wir sie sowieso als Langzeitbeatmungspatienten über längere Zeit entwöhnen müssen, und da spielt es keine Rolle, ob es nun 2–3 h oder 2 Tage dauert, bis der Patient wieder bei Bewußtsein ist. Wir haben auch keine gastrointestinalen Probleme mit dieser Medikation. Alle Patienten, auch die am Respirator, werden enteral ernährt, wenn sie nicht am Gastrointestinaltrakt operiert worden sind. Es gibt keinen Patienten, der parenteral ernährt wird.
***Prof. Bauer*:** Wir haben hiermit das erste klare Statement. Phenobarbital, Temgesic, orale Ernährung – ich will den Gedanken jetzt nicht weiter ausbauen, glaube aber, daß das Statement eine gute Voraussetzung für die Diskussion in Teil III bildet.
***Prinzhorn*:** Herr Thiel, ich habe noch 2 Fragen. Sie sprachen von der Einschätzung des neurologischen Status, die erschwert sei; im gleichen Zusammenhang davon, daß bei Beendigung der Analgosedierung der Überhang des Sedativums häufig ein Problem darstellt. Glauben Sie nicht, daß es heute Medikamente gibt, die diese Problematik nicht mehr beinhalten, so daß Sie diesen Überhang nicht mehr nötig haben und daß Sie auch jederzeit ein diagnostisches Fenster erhalten, wenn Sie dieses Sedativum abstellen und nach 15–20 min den Zustand des Patienten beurteilen können? Es hängt von der Pharmakokinetik bzw. Pharmakodynamik der Substanz ab, so daß man nicht allgemein sagen kann, daß in diesem Fall eben dieses diagnostische Fenster erschwert ist und daß wir bei Sedativa grundsätzlich einen Überhang haben.

Dann noch eine andere Frage. Für das anticholinerge Syndrom haben Sie eine Reihe von Substanzen angeführt. Sie sprechen dabei aber auch von Anästhetika. Welche Anästhetika meinen Sie da?
***Dr. Thiel*:** Beispielsweise die volatilen Anästhetika. Sie haben natürlich recht, daß die Pharmakokinetik eine ganz wesentliche Rolle spielt. Trotzdem müssen Sie bedenken, daß die kinetischen Bedingungen sich in der Intensivmedizin bzw. beim Intensivpatienten deutlich anders gestalten als beim gesunden Patienten. Die pharmakokinetischen Untersuchungen, die uns allen vorliegen, beziehen sich hauptsächlich auf gesunde Personen, und es gibt relativ wenige Studien, die sich an beatmeten Patienten mit diesem Thema beschäftigt haben. Sicherlich ist mit einem längeren Überhang bei Substanzen zu rechnen, die eine lange Halbwertzeit haben. Meine

Bemerkung, die neurologische Untersuchung sei erschwert worden oder sogar unmöglich, bezog sich auf die Anforderung an eine ideale Analgosedierung. Unter diesen Anforderungen sollte dargestellt sein, daß der Patient zwar sediert, aber jederzeit erweckbar und kooperativ sein kann. Dies ist mit den Substanzen, die wir zur Verfügung haben, nicht leicht zu realisieren. Das bedeutet, daß wir beim Schädel-Hirn-Trauma möglicherweise eine polygraphische Überwachung benötigen. Nehmen wir einen Fall: der Patient muß hyperventiliert werden und die neurologische Untersuchung ist durch die Analgosedierung erschwert. Daraus ergibt sich eine der Begründungen, warum diese Patienten nicht einfach nur klinisch-neurologisch überwacht werden dürfen, sondern eine multimodale polygraphische Überwachung mit Hirndruckmessung, evozierten Potentialen, Computertomographie, EEG etc. notwendig ist. Das sind alles diagnostische Maßnahmen, die erforderlich sind, wenn die klinisch-neurologische Untersuchung kein ausreichend sicheres Bild über den neurologischen Zustand des Patienten ergibt.

***Prof. Bauer*:** Sie meinen also, Herr Thiel, die polygraphische Kontrolle wird umso notwendiger, je geringer, je kleiner das neurologische Fenster wird, mit dem wir den Patienten untersuchen können?

***Dr. Thiel*:** So ist es.

***Prof. Bauer*:** Wenn man Barbiturate gibt, muß man dann nicht genauer differenzieren zwischen den einzelnen Substanzen? Luminal ist ja z.B. etwas anderes als Brevimytal. Thiopental neigt stark zur Kumulation und zur Bildung von aktiven Metaboliten. Brevimytal z.B. kennt praktisch keine Kumulation und auch keine nennenswerte Bildung von aktiven Metaboliten.

***Dr. Buhl*:** Ich denke, man muß unterscheiden zwischen dem Wunsch eines diagnostischen Fensters, das sehr schnell erreicht werden kann durch kurz wirksame Substanzen, und der Gefahr von kurz wirksamen Substanzen in der Ungeduld der Entwöhnungsphase. Sie haben jedem Assistenten einen Riegel vorgesetzt, am Morgen einen wie immer gearteten entwöhnten Patienten vorzufinden, weil Ihr Phenobarbital dazu überhaupt gar keine Chance gibt. Der Patient stürzt nicht vom Gipfel ab, sondern geht gemächlich, seiner Pharmakokinetik entsprechend, in der Entwöhnungsphase unter und eine Reihe von Problemen entfallen dadurch, daß dieses Abstürzen nicht wiederum als Trigger fungieren kann für ein sich entwickelndes hirnorganischen Durchgangssyndrom. Das ändert aber nichts an der Tatsache, daß man sich gediegener verhalten kann in der Form, daß man auch mit einer kurz wirksamen Substanz sowohl ein diagnostisches Fenster hat und keine „Olympiade der Aufwachzeiten“ durch die Nutzung dieser kurzen Pharmakokinetik in der Aufwachphase veranstaltet – dann hat man beides in einem. Ich würde Ihnen natürlich sofort recht geben. Die klinische Erfahrung zeigt: Die Tendenz zu kurzen Aufwachzeiten mit der Vorstellung von Substanzen mit kurzer Halbwertzeit läßt dann zu der Vorstellung verleiten, daß eine Aufwachzeit von 6 min besser ist als eine Aufwachzeit von 8 min. Ich denke, in diese Richtung sollte man das Problem nicht verschieben.

***Prof. Bauer*:** Ja, vielen Dank, Herr Buhl, ich glaube, das ist eine ganz wichtige Bemerkung.

Literatur

Adams HA, Biscoping J, Russ W, Thiel A, Hempelmann G (1989) Untersuchungen zur sedativ-analgetischen Medikation beatmungspflichtiger Intensivpatienten. In: Ahnefeld FW, Pfenninger E (Hrsg) Ketamin in der Intensiv- und Notfallmedizin. Anaesthesiologie und Intensivmedizin, Bd 208. Springer, Heidelberg

Füssle R, Biscoping J, Zeiler D, Michaelis G, Sziegoleit A (1991) Mikrobiologische Betreuung von beatmeten Intensivpatienten. Anaesthesist 40: 491–496

Michelsen A, Kamp HD, Schuster B (1991) Sinusitis bei langzeitintubierten Intensivpatienten: Nasale versus orale Intubation. Anaesthesist 40: 100–104

Teil II: Wie würden Sie entscheiden? Falldemonstrationen in Arbeitsgruppen

In den folgenden Falldemonstrationen geht es vor allem um die Frage, wie Kooperation und Pflegefähigkeit analgosedierter Intensivpatienten zu erreichen ist.

Analgosedierung beim Schädel-Hirn-Trauma

W. A. DAUCH, R. BECKER, M. HOFFMANN und B. L. BAUER

Eine sedierende Behandlung bei Patienten mit schweren Schädel-Hirn-Verletzungen ist bei all jenen Unruhezuständen indiziert, die die Gesundheit des Patienten bedrohen. Die Unruhe führt zu einem erhöhten Sauerstoffverbrauch, der angesichts möglicherweise kritischer zerebraler Versorgungsverhältnisse die Ausbildung sekundärer zerebraler Schäden begünstigt. Hirnverletzte Patienten tragen ein hohes Risiko für Streßläsionen, etwa im Magen-Darm-Trakt, das durch die Unruhe vermutlich vergrößert wird. Notwendige Therapie- und Pflegemaßnahmen sind beim unruhigen Patienten nur eingeschränkt durchführbar. Mitunter muß die Unruhe auch zur Durchführung bestimmter diagnostischer Maßnahmen (z.B. Computertomographie) gedämpft werden.

Die möglichen Ursachen der Unruhe beim hirnverletzten Patienten sind vielfältig. Sie lassen sich zwanglos in das Schema der klassischen Psychopathologie einordnen (Abb. 1).

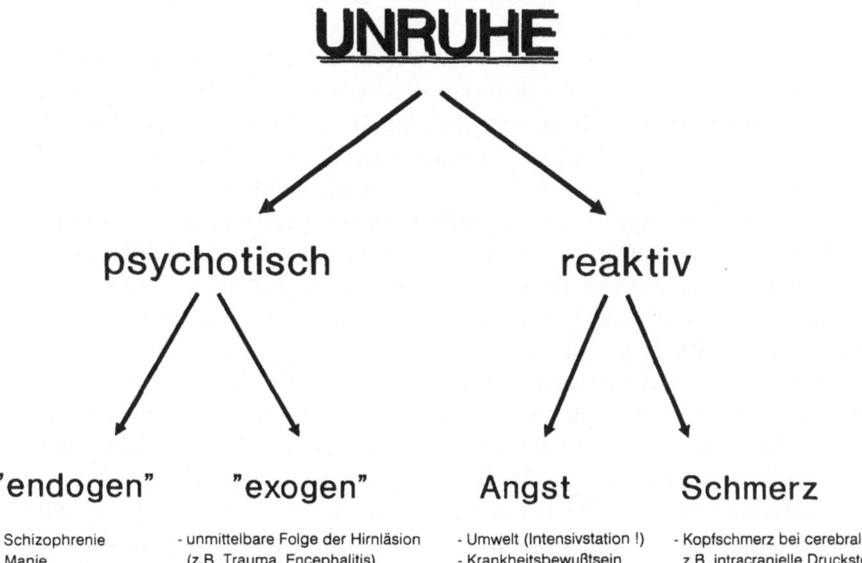

Abb. 1. Differentialdiagnose von Unruhezuständen bei Patienten mit zerebralen Läsionen

Endogene Psychosen können definitionsgemäß nicht als Folge einer Hirnverletzung auftreten; sie können jedoch unabhängig davon bestehen oder die Entstehung einer Hirnverletzung begünstigen, etwa im Rahmen eines Suizidversuches durch einen Sprung aus großer Höhe oder durch Schußwaffengebrauch. Hier wird man zur richtigen diagnostischen Einschätzung üblicherweise fremdanamnestische Angaben benötigen.

Häufiger sind natürlich im Rahmen der Neurotraumatologie die *exogen*-psychotischen Zustände, die gelegentlich mit dem hier sehr weitgefaßten Begriff des „Durchgangssyndroms" umschrieben werden. Sie können als unmittelbare Folge der Hirnverletzung und als Folge von Sekundärkomplikationen auftreten (z.B. Meningoenzephalitis nach offenen Hirnverletzungen, Hydrozephalus nach traumatischer Subarachnoidalblutung). Ebenso häufig sind toxisch bedingte Unruhezustände, entweder im Rahmen einer Alkoholintoxikation, die eine hohe Koinzidenz mit Hirnverletzungen aufweist, oder als unerwünschte Medikamentenwirkung. Viele der in der neurochirurgischen Intensivmedizin angewendeten Medikamente können Unruhezustände hervorrufen. Bekannt ist die Kortikoidpsychose, weniger bekannt sind ähnliche Symptome nach der Einnahme von Antiarrhythmika (z.B. Chinidin, Lidocain), Digitalis, bestimmten Antibiotika (z.B. Sulfonamide, Gyraseinhibitoren), Antisympathotonika (z.B. Alpha-Methyl-Dopa), indirekten Sympathomimetika (z.B. Theophyllin, Ephedrin) und Parasympatholytika (z.B. Atropin). Erst in letzter Zeit wird der Tatsache Rechnung getragen, daß auch manche zur Sedierung und Analgesie angewandten Medikamente (Antidepressiva, Neuroleptika, Opioide) anticholinerge Nebenwirkungen haben, so daß nach Absetzen solcher Medikamente die Unruhe umso deutlicher hervortritt.

Nachvollziehbare Gründe für eine *reaktive* Unruhe existieren in großer Zahl. Das Milieu einer neurochirurgischen Intensivstation wirkt mitunter nicht nur auf Kinder bedrohlich. Eine Relaxierung ist nie, eine maschinelle Beatmung bei neurochirurgischen Patienten selten ohne Sedierung durchführbar. Auch das Bewußtwerden der eigenen Verletzung und ggf. ihrer Folgen (z.B. Lähmungen) kann Angst erzeugen. Schließlich spielt auch der Schmerz eine große Rolle bei der Erzeugung von Unruhe, sei es in Form einer Cephalgie nach Schädelverletzung, traumatischer Subarachnoidalblutung oder intrakranieller Drucksteigerung, sei es als Druckschmerz durch Beatmungstuben, Blasenkatheter oder externe Fixateure. Operationswunden am Kopf dagegen verheilen in der Regel schmerzlos.

Selbstverständlich muß man damit rechnen, daß bei der Entstehung einer psychomotorischen Unruhe mehrere dieser Faktoren zusammenwirken und sich gegenseitig verstärken. Dennoch sollte der Versuch einer kausalen Differentialdiagnose gemacht werden, um zu prüfen, ob eine kausale Therapie in Frage kommt:

Ein gesteigerter intrakranieller Druck kann medikamentös oder operativ gesenkt werden, ein Unruhe erzeugendes Medikament kann in seiner Indikationsstellung überprüft werden. Eine medikamentöse analgetische Behandlung ist bezüglich des Schmerzes als symptomatisch anzusehen, bezüglich einer schmerzbedingten Unruhe greift sie jedoch an deren Ursache an.

Ist eine kausale Behandlung der Unruhe nicht möglich, so wird man symptomatisch therapieren. Die breite Palette der heute zur Verfügung stehenden Medi-

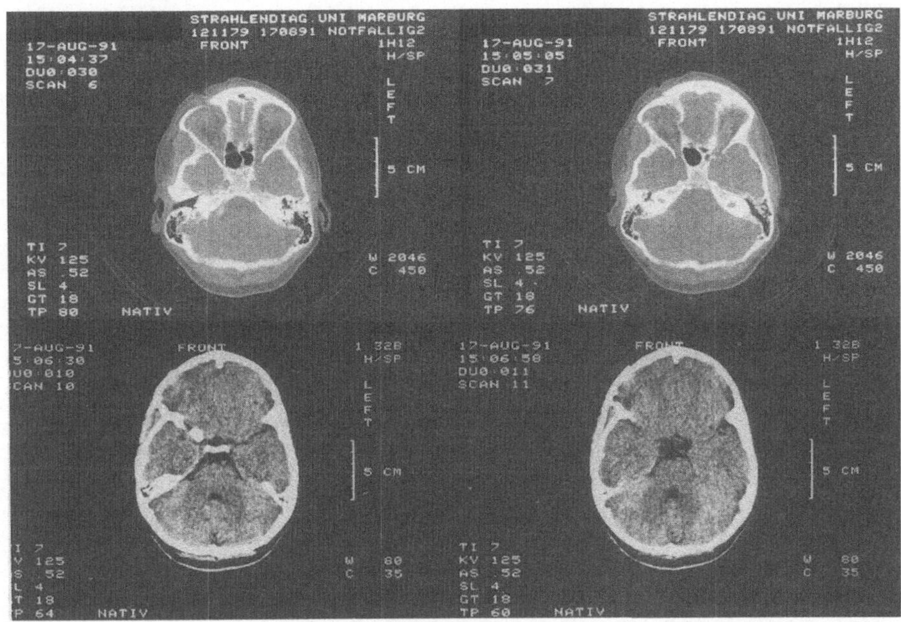

Abb. 2. 11jährige Patientin nach schwerer Schädel-Hirn-Verletzung. Kraniales Computertomogramm mit Nachweis einer frontobasalen Fraktur rechts und darunterliegender Kontusionsblutung

kamente mit sedierender Wirkung erfordert eine sorgfältige Erwägung der Differentialindikation. Es gibt gute Gründe anzunehmen, daß dabei weniger die Symptomursache als vielmehr die psychopathologische Symptomatologie selbst (neben pharmakologischen Aspekten wie Halbwertzeit und Medikamentenwechselwirkungen) die Wahl des Medikamentes beeinflussen soll. Die Erfahrung zeigt jedoch, daß es nicht immer auf Anhieb gelingt, das optimale Sedativum zum Einsatz zu bringen. Gelegentlich bedarf es mehrerer Therapieversuche, bevor die gewünschte Wirkung eintritt. 2 Beispiele sollen dies illustrieren.

Beispiel 1: 11jährige Patientin, Sturz aus etwa 10 m Höhe von einem Kletterfelsen. Bergung etwa eine Stunde nach dem Sturz. Zu diesem Zeitpunkt Bewußtlosigkeit und Erweiterung der rechten Pupille. Transport in Notarztbegleitung in die Klinik unter Sedierung (Diazepam), Analgesie (Fentanyl) und Intubation. Bei der Aufnahmeuntersuchung in unserer Klinik war der Pupillenstatus nunmehr regelrecht, es fehlte jedoch der rechte Kornealreflex. Weitere pathologische Befunde ließen sich bei der neurologischen Untersuchung des sedierten Kindes nicht erheben. Die Röntgenaufnahme des Schädels zeigte eine rechts frontale, ins Orbitadach einstrahlende Fraktur. Computertomographisch fand sich in diesem Bereich eine Contusio cerebri sowie ein schmaler epiduraler Blutfilm, der keiner operativen Behandlung bedurfte (Abb. 2).

Zusätzlich bestand eine Prellmarke im Bereich der Taille rechts. Während die Ultraschalluntersuchung des Abdomens und des Retroperitonealraumes zunächst

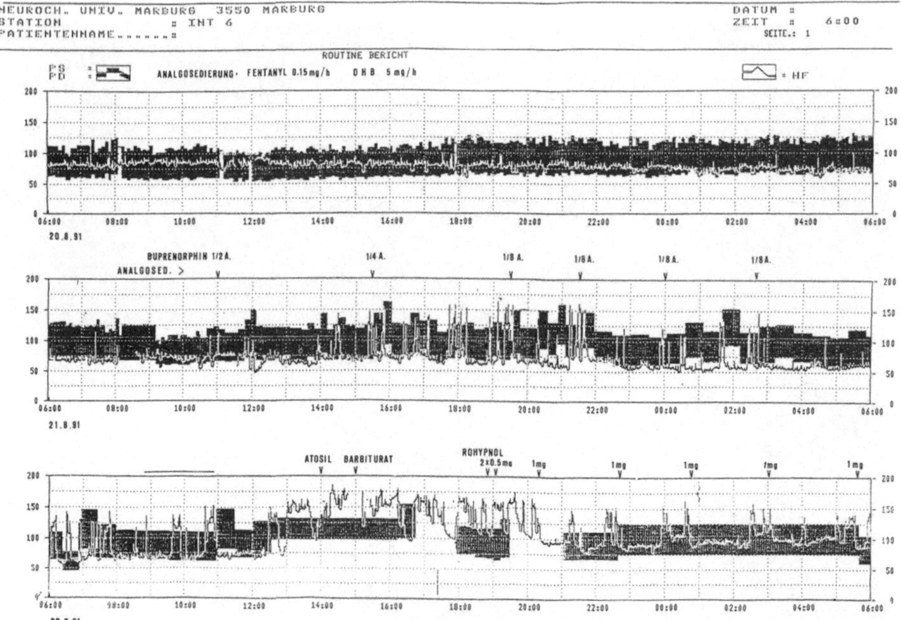

Abb. 3. Patientin wie in Abb. 2 – Dauerregistrierung von Herzfrequenz (HF) und Blutdruck (PS, PD). 20.8.: Kontinuierliche Sedierung (Fentanyl, Droperidol). 21.8.: Intermittierende Sedierung (Buprenorphin), Extubation um 15h30. 22.8.: Ausgeprägte psychomotorische Unruhe, Desorientiertheit, Personenverkennung und Tachykardie. Erst nach Gabe von Flunitrazepam zufriedenstellende Rückbildung

unauffällig war, stellte sich bald eine Makrohämaturie ein, als deren Ursache sich angiographisch ein Nierenstilabriß rechts feststellen ließ, so daß die Patientin einseitig nephrektomiert werden mußte.

Während dieser Zeit erfolgte eine intensivmedizinische Behandlung mit kontrollierter Beatmung unter Analgesie (Fentanyl) und Sedierung (Droperidol). Am vierten Tag wurden Sedierung und Analgesie abgesetzt, die Patientin atmete spontan und konnte extubiert werden. Den Verlauf der Vitalparameter an diesem und den folgenden Tagen zeigt Abb. 3.

Unmittelbar nach Extubation war die Patientin unter leichter Analgesie (Buprenorphin) zunächst somnolent. Im weiteren Verlauf trat dann eine zunehmende psychomotorische Unruhe auf mit Desorientiertheit, Personenverkennung und unzureichender Kooperationsfähigkeit. Gleichzeitig sahen wir ausgeprägte Tachykardien (Abb. 3). Eine niedrig dosierte neuroleptische Behandlung blieb ebenso ohne Erfolg wie Barbiturate in sedierender Dosierung. Erst die Behandlung mit einem Benzodiazepin (Flunitrazepam) ließ sowohl die Unruhe als auch die Desorientiertheit und die Trachykardie allmählich verschwinden, die Kooperationsfähigkeit besserte sich soweit, daß Pflege und Therapie in der notwendigen Form möglich wurden. Wenige Tage später war eine medikamentöse Behandlung nicht mehr

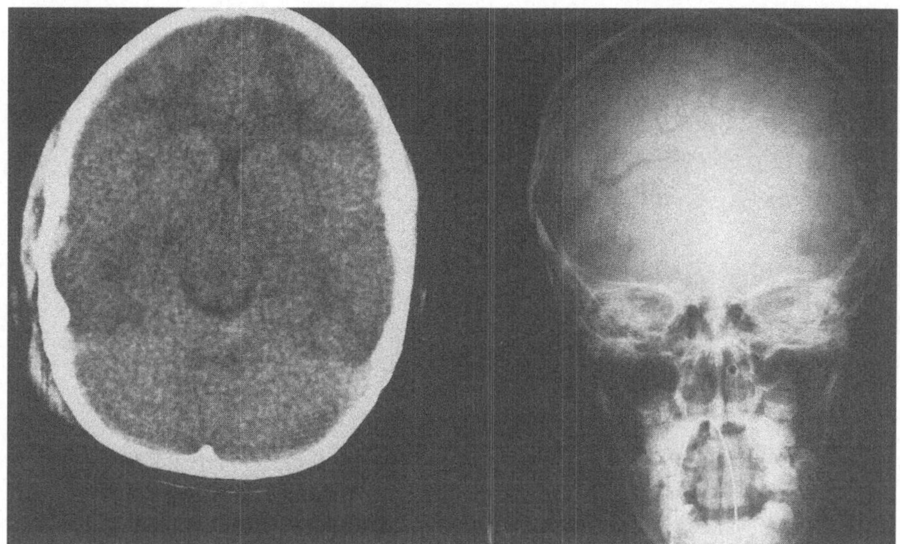

Abb. 4. 8jähriger Junge nach Verkehrsunfall. Berstungsfraktur des Schädels, generalisiertes Hirnödem, kleine Kontusionsblutung temporal

notwendig, das „Durchgangssyndrom" war abgeklungen, die Patientin konnte auf eine Normalpflegestation verlegt werden.

Beispiel 2: 8jähriger Junge, beim Spielen mit dem Skatebord von einem Pkw erfaßt, primär soporös, d.h. ohne Reaktion auf Ansprache, jedoch mit gezielten Schmerzreaktionen. Regelrechter Pupillenstatus. Keine Begleitverletzungen. Bei der Aufnahmeuntersuchung in der Klinik unveränderter Zustand. Röntgenologischer Nachweis einer Berstungsfraktur des Schädels, intrazerebrale Kontusionsblutung, ausgeprägtes diffuses Hirnödem (Abb. 4).

Daraufhin erfolgte Sedierung, Analgesie und kontrollierte Beatmung sowie Implantation eines intrakraniellen Druckmessers. Die deutlich erhöhten intrakraniellen Druckwerte (40–60 mmHg) gaben Anlaß zur therapeutischen Hyperventilation unter Analgosedierung mit Fentanyl und Droperidol. Da hiermit keine suffiziente Senkung des intrakraniellen Druckes erreicht werden konnte, applizierten wir zusätzlich Osmodiuretika (Sorbit) sowie ein Barbiturat mit kurzer Halbwertzeit (Thiopental) sowie gelegentlich Diazepam und Pethidin. Nach Absetzen der Analgosedierung am dritten Tag begann das Kind bald wieder auf äußere Reize zu reagieren, atmete spontan und konnte bald extubiert werden. Es zeigte sich nun eine grobe zeitliche und örtliche Desorientiertheit mit psychomotorischer Unruhe sowie ausgeprägte, angstbesetzte optische und akustische Halluzinationen. Benzodiazepine und niedrig potente Neuroleptika blieben ohne Einfluß auf diese Psychopathologie. Unter einem hochpotenten Neuroleptikum jedoch (Haloperidol) wurde auch in niedriger Dosierung die Kooperationsfähigkeit rasch wieder hergestellt, die Halluzinationen verschwanden ebenso wie die vorbestehende Unruhe. 2 Tage später konnte das Kind in einem regelrechten psychischen Zustand in die Kinderklinik verlegt werden. Abb. 5 zeigt die verschiedenen Stadien der medikamentösen Therapie in diesem Falle.

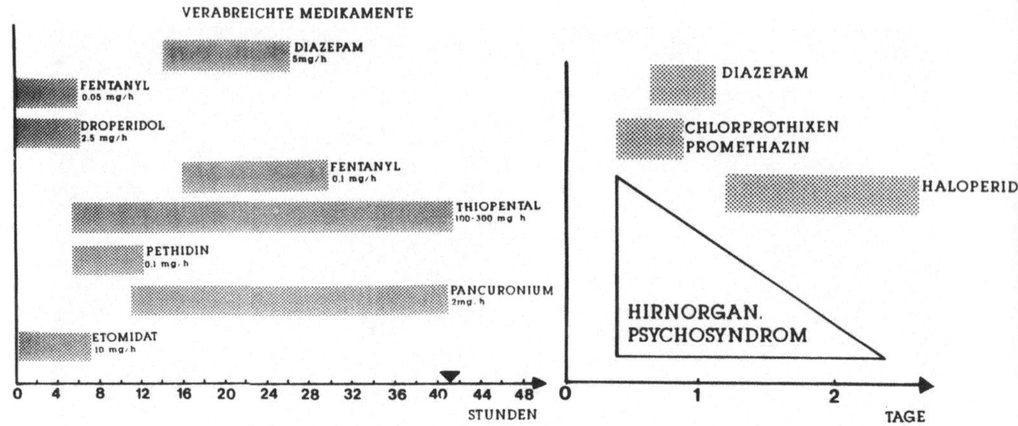

Abb. 5. Patient wie in Abb. 4 – Medikamentöse Therapie zur Analgesie, Sedierung und Relaxierung während der Beatmungstherapie (links) und nach ihrer Beendigung (rechts)

Dies sind 2 ausgewählte Beispiele dafür, daß in vielen Fällen auch der erfahrene Intensivmediziner erst nach dem Prinzip des Versuchs und Irrtums zur angemessenen medikamentösen Behandlung der psychomotorischen Unruhe findet. Sicher gibt es Unterschiede in der Morphologie der Hirnschädigungen zwischen diesen beiden Kindern: Das Mädchen hatte eine fokale Läsion, der Junge eine diffuse Hirnschädigung. Bei dem Mädchen kam eine retroperitoneale Zusatzverletzung hinzu, bei dem Jungen lag ein isoliertes Schädel-Hirn-Trauma vor. Inwieweit die beschriebene psychopathologische Symptomatik Ausdruck dieses unterschiedlichen Schädigungsmusters ist, sei dahingestellt. Neben der Hirnverletzung selbst kommt in beiden Fällen als Unruheursache die Wirkung der angewandten Medikamente in Betracht, ebenso eine Reaktion auf Schmerzen (erhöhter intrakranieller Druck, Tubus, Nierenoperation) und natürlich die Angst, die die intensivmedizinische Umgebung in einem Kind auch bei optimaler psychischer Führung hervorrufen muß. Im ersten Fall war ein Benzodiazepin das Mittel der Wahl, im zweiten ein hochpotentes Neuroleptikum; in beiden Fällen klang die psychopathologische Symptomatik innerhalb weniger Tage vollständig ab. Eine allgemeine Empfehlung für die Differentialindikation für den Einsatz von Psychopharmaka bei posttraumatischen Unruhezuständen wagen wir aus diesen Beispielen nicht abzuleiten. Die klinische Erfahrung läßt jedoch als sinnvoll erscheinen, die Wahl des Medikamentes eher von der psychopathologischen Symptomatik als von der vermuteten Symptomursache abhängig zu machen.

Trauma im Alter – hirnorganisches Psychosyndrom

A. Karimi

Frühzeitig nach einem Unfall auftretende psychische Störungen, insbesondere mit motorischer Unruhe, auch ohne erkennbare Bewußtseinstrübung, können Vorbote einer schweren sekundären traumatischen Hirnschädigung sein. Vor kurzem wurde ein ausländischer Professor abends in eine Klinik eingeliefert, nachdem man ihn kurz vorher auf einer Treppe liegend gefunden hatte. Er blutete aus einem Ohr, war aber zeitlich und örtlich orientiert und bewußtseinsklar. Auffällig war jedoch eine schwere motorische Unruhe. Er wälzte sich herum und wollte dauernd aufstehen. Da er der deutschen Sprache nicht mächtig war, hatte der diensthabende Arzt erhebliche Probleme in seiner Beurteilung. Wegen der Unruhe konnte die indizierte CT-Untersuchung nicht durchgeführt werden. Er wurde zur weiteren Beobachtung in das einweisende Krankenhaus zurückverlegt.

Frage: Hat der diensthabende Kollege richtig gehandelt, oder nicht?

***Prof. Bauer*:** Ist die CT-Untersuchung nicht gemacht worden?
***Prof. Karimi*:** Nein, diese Untersuchung ist unterblieben, weil der Patient bewußtseinsklar war. Wegen der motorischen Unruhe hätte er für die CT-Untersuchung sediert werden müssen. Die Sedierung wollte man wegen des hohen Alters des Patienten nicht durchführen.
***Prof. Bauer*:** Wir hätten diesen Patienten sediert und untersucht.
***Prof. Karimi*:** Ich auch. Leider ist letztlich der Patient wegen zunehmender Bewußtseinstrübung erneut in die Klinik eingeliefert und durch zunehmende therapieresistente sekundäre Hirnschädigungen verstorben. Analog zu dem Kind (Fallbeispiel von Herrn Becker) ist dieser Verlauf bedauernswert, er zeigt aber eindeutig, daß die sog. sekundären Hirnschädigungen sich sehr frühzeitig durch psychische Störungen bemerkbar machen können.

Auch ohne eine operationspflichtige intrakranielle Blutung können die traumabedingten sekundären Hirnschädigungen auch nach einem primär leichten Schädel-Hirn-Trauma doch letal verlaufen. Die akute Gefahr nach einer Schädel-Hirn-Verletzung ist die sekundäre, hypoxische Hirnschädigung. Die ärztliche Aufgabe ist die frühzeitige Erkennung und Behandlung der Ursache dieser sekundären Hirnschädigungen. Die sekundären Hirnschäden sind bedingt durch Hypoxie, Ischämie, intrakranieller Raumforderung unterschiedlicher Genese sowie potentielle zelluläre Mechanismen. Die Ursachen der Hypoxie, Ischämie sowie der intrakraniellen Raumforderung sind systemisch, intrakraniell und ihre gegenseitige Wechselwirkung. Abgesehen von Atemstörungen sind die systemischen Reaktionen auf ein Trauma insbesondere durch kardiovaskuläre Störungen gekennzeichnet. Bei dem hypotonischen Syndrom mit arterieller Hypotension, Bradykardie, Hypoventilation und schlaffem bis fehlendem Muskeltonus ist der zerebrale Perfusionsdruck infolge der arteriellen Hypotonie erheblich erniedrigt. Schon kurzzeitige episodische Hypotonien können verheerende ischämische Folgen haben.

Eine zweite und häufiger vorkommende Form der kardiovaskulären Reaktion ist das hypertonische Syndrom. Diese Form ist gekennzeichnet durch Hypertension, Tachykardie, Hyperventilation, gesteigerten Muskeltonus bis zu spontanen und/ oder reizbezogenen pathologischen Abwehrreaktionen. Sie kommt aber seltener bei älteren Patienten vor. Als intrakranielle Ursachen der sekundären Hirnschädigungen sind neben petechialen und Subarachnoidalblutungen mit Gefäßspasmen und letztlich Ischämien, insbesondere die Hirnschwellung und das Hirnödem, zu nennen.

Die Hirnschwellung kann sofort nach einem Unfall auftreten und bei Fortbestehen wird sie verlaufsbestimmend. Ihr akutes Auftreten ist bedingt durch Atemstörungen mit Hypoxämie und Hyperkapnie. Beim Überschreiten der Autoregulation mit Vasoparalyse führt sie letztlich ohne Behandlung zu einer enormen intrakraniellen Drucksteigerung mit irreversibler Hirnschädigung. Im Gegensatz zur Hirnschwellung ist das Hirnödem durch eine Flüssigkeitsansammlung im Hirngewebe verursacht. Es tritt erst im weiteren Verlauf nach Sunden auf. Mit einer relevanten raumfordernden Wirkung ist meist nach 12–24 h zu rechnen. Besonders stark ist das Hirnödem ausgeprägt am ersten, vierten und siebten Tag nach dem Trauma. Wie die pathomorphologischen Untersuchungen (CT's) zeigen, verstarb der o.g. Fall an den Folgen einer primären Hirnschwellung sowie der folgenden multiplen und sekundär auftretenden Ischämien. Bei rechtzeitiger Erkennung dieser akut auftretenden intrakraniellen Drucksteigerung wäre durch geeignete intensive Maßnahmen möglicherweise ein besserer Verlauf zu erzielen gewesen.

In einer ganzen Reihe von Fällen gelingt es, die sekundären Hirnschädigungen durch geeignete Behandlung der systemischen und intrakraniellen Reaktionen zu vermeiden.

So z.B. bei diesem 73jährigen Patienten. Er wird mit einem kleinen Hygrom in die Klinik eingeliefert. Im Altersheim war er durch ein Durchgangssyndrom auffällig geworden. Im Vordergrund standen wiederum die motorische Unruhe, zunehmende Bewußtseinsstörung mit Veränderungen der Bewußtseinsinhalte. Deshalb erfolgte schließlich die Einweisung in die Klinik. Nach der Operation erholte er sich rasch, obwohl eine ideale Ausdehnung der durch Hygrom komprimierten Hemisphäre nicht erfolgte. Ein Psychosyndrom kann bei einem alten Menschen auch rasch durch andere Organfunktionsstörungen auftreten.

So z.B. bei einem 70jährigen Patienten mit einem kleinen, nicht unbedingt operationspflichtigen subduralen Erguß. Dieser Erguß war offensichtlich durch einen ständigen Wasserentzug im Pflegeheim entstanden. Der Patient hatte eine Hyperosmolarität im Serum von 330 mosmol/kg H_2O, eine Harnstoffkonzentration im Serum von 140 mg/l und eine Hypernatriämie über 160 mmol/L. Der kleine subdurale Erguß war offenbar hier nur ein Zufallsbefund. Das hirnorganische Durchgangssyndrom hatte eine andere Ursache. Der Patient wurde mit Infusionen und Normalisierung des Elektrolythaushaltes sowie Behandlung der Lungen-Herz-Funktion therapiert. Das klinische hirnorganische Durchgangssyndroms klang auch ohne operative Behandlung des geringen subduralen Ergusses ab. Aber leider wirkt das Trauma in einer großen Zahl der Fälle wie ein „Knick“ im Leben des alten Menschen, von dem er sich nicht mehr erholen kann.

Das folgende Beispiel läßt den Faktor „Alter“ als besonderes Risiko klar erkennen: 70jähriger Patient, nach einem Sturz eine Schenkelhalsfraktur erlitten. Es traten zunehmende motorische Unruhe und Bewußtseinsstörungen auf. Das CT zeigte ein beidseitiges chronisches subdurales Hämatom. Nach der Operation erholte sich der Patient. Das Psychosyndrom bildete sich rasch zurück. Dann aber im weiteren Verlauf ohne erkennbare Ursache zunehmende Verschlechterung mit Schläfrigkeit und Aspontanität. Der Verlauf war leider letzten Endes tödlich. Eine sichere Ursache für eine sekundäre Schädigung fanden wir nicht. Das Hirn zeigt hier keine Erholungsmöglichkeit. Nicht selten tritt auch nach einem relativ banalen Trauma eine zunehmende Atrophie auf. Die Bedeutung des Alters für die Verläufe nach einer auch leichten Schädel-Hirn-Verletzung wird deutlich, wenn man z.B. die Verläufe bei Patienten unter 65 und über 65 Jahre gegenüberstellt. Selbst bei Patienten mit Bewußtlosigkeit ohne neurologische Ausfälle betrug die Letalität bei älteren Patienten 21%, hingegen bei Patienten unter 65 Jahren nur 9%. Die frühzeitige Diagnose und das rasche therapeutische Eingreifen in den ersten Tagen stellen insbesondere beim alten Menschen einen absoluten therapeutischen Imperativ dar. Bei einer Bewußtlosigkeit von mehr als 24 h betrug die Letalität bei über 65jährigen fast 100%. Vielleicht ist hier am Rande erwähnenswert, daß die Folgeerscheinungen eines Traumas beim alten Menschen insofern eine Besonderheit darstellen, daß fast nie epidurale Blutungen zu beobachten sind. Der Grund ist, daß die Dura im temporalen Bereich im Alter sehr adhärent und mit der Tabula interna verwachsen ist. Verletzungen in dieser Region haben gleichzeitig eine Duraverletzung zur Folge, so daß dann doch ein subdurales Hämatom entsteht.

Diskussion

***Prof. Bauer*:** Vielen Dank, Herr Karimi. Zu Recht haben Sie die Aufgabe mit einem dem Ablauf entgegengesetzten Arbeitsschritt begonnen, „das Pferd einmal von hinten aufgezäumt“ und uns überzeugend dargestellt, daß das hirnorganische Durchgangssyndrom nicht nur ein Problem des Bohrloches ist und der alte Spruch: „Ein Bohrloch hat noch keinem geschadet“ insbesondere für die alten Menschen und in Unkenntnis der Ätiologie der traumatischen hirnorganischen Psychosyndrome sicher in dieser Form nicht gilt.

Zunächst möchte ich dem Auditorium wieder das Wort geben. Fragen an Herrn Karimi?

***Prof. Dimpfel*:** Ich möchte einen Hinweis auf die mögliche Pathophysiologie der Verlaufsformen des traumatischen hirnorganischen Psychosyndroms geben. Wir beschäftigen uns immer wieder mit den Grundlagen, wie die Vorgänge zu erklären sind. In zunehmendem Maße wird diskutiert, daß es über eine Aktivierung des NMDA-Rezeptors zu einem Kalziumeinstrom in die Zellen kommt und daß diese hohe Kalziumkonzentration für die Zelle tödlich ist, insbesondere, wenn sie ein gewisses Maß und eine gewisse Dauer überschreitet. Aber ich muß eine Warnung einbauen: Die sog. Kalziumantagonisten, die z.Z. von der Pharmaindustrie propagiert werden, wirken nur vereinzelt und nicht in dem Maße, wie es von der Werbung vertreten wird. Ich weiß, daß ich damit ein sehr heißes Eisen anfasse, aber das sind leider die Tatsachen. Was die Pathogenese in diesen Fällen angeht, diese ist über eine erhöhte Kaliumkonzentration erklärbar. In vitro wirkt z.B. Phenetoin diesem pathologischen Kalziumeinstrom begrenzt entgegen. Ich weiß nicht, ob das auf die Klinik übertragbar ist, ob entsprechendes Erfahrungsgut schon bereitsteht, aber ich könnte mir vorstellen, daß eine der wenigen Substanzen, die hier wirklich etwas bewirken, Phenetoin sein könnte. Es würde mich interessieren, ob dazu Erfahrungen vorliegen.

***Prof. Bauer*:** Das ist mir nicht bekannt, Herr Dimpfel, Herr Karimi kann vielleicht etwas dazu sagen.

***Prof. Karimi*:** Die Ursachen der sekundären Hirnschädigungen sind zum einen die Hypoxie, die Ischämie, zum anderen die raumfordernden Prozesse und schließlich die potentiellen Zellmechanismen mit freien Radikalen. Es ist nicht nur Kalzium, das freigesetzt wird. Es ist sicherlich eine Aufgabe für die Zukunft der experimentellen Chirurgen und Pharmakologen, für die Säuberung dieser freien Radikale zu sorgen. Wir wissen, daß es besonders bei älteren Menschen häufiger zu Ischämien kommt, die besonders im Hirnstammgebiet lokalisiert sind.

Was die Kalziumantagonisten betrifft, kann man wohl im Augenblick noch nichts Endgültiges sagen. Eine internationale Doppelblindstudie hat jedoch tatsächlich gezeigt, daß eine positive günstige Wirkung durch Nimodipin besteht, vorausgesetzt daß eine traumatische subarachnoidale Blutung vorliegt.

Alle Neurochirurgen haben die Erfahrung, daß die Kalziumantagonisten bei den subarachnoidalen Blutungen die Prognose deutlich verbessert haben. Die Frage ist: Müssen wir etwas gegen die freien Radikale unternehmen?

***Prof. Bauer*:** Herr Dimpfel, Herr Karimi, hiermit ist das Scavengerproblem angesprochen. Nach den bisherigen Erfahrungen haben die Kalziumantagonisten in der prophylaktischen Therapie des traumatischen Hirnödems bzw. in der Vermeidung von Sekundärinfarkten nach Schädel-Hirn-Traumen nicht gehalten, was man sich davon versprochen hat; im Gegensatz zu den Erfahrungen, die wir bei subarachnoidalen Blutungen gemacht haben.

***Prof. Dimpfel*:** Ich wollte die Kalziumantagonisten nicht allgemein ablehnen, sondern darauf hinweisen, daß man nach der ersten Euphorie die Anwendung inzwischen differenzierter sehen muß. Es gibt eben mehr als einen Kalziumkanal und der Kalziumeinstrom als solches ist als Ursache für den Untergang der Zellen belegt; problematisch dabei ist, daß z.B. die Pyramidenzellen im Hypocampus gegen einen übermäßigen Kalziumeinstrom besonders empfindlich sind. Insgesamt hängt es davon ab, welche Zelle welchen Kalziumkanal hat und welches Medikament an den verschiedenen Kanälen angreift. Noch wichtiger ist die intrazelluläre Kalziumhomöostase und die Frage, wie sie geregelt wird. Wir können davon ausgehen, daß es innerhalb der nächsten 1–2 Jahre auf diesem Gebiet Medikamente gibt, mit deren Hilfe wir dieses Problem differenzierter angehen können.

Polytrauma – Langzeitsedierung und hirnorganisches Psychosyndrom

R. BUHL

Der Fallvorstellung von zwei Intensivpatienten und deren Therapieverläufen möchte ich voranstellen ein Grundraster für die Therapieführung in der Langzeitsedierung, wie es sich auf der operativen Intensivstation der Düsseldorfer Universitätskliniken als Leitlinie bewährt hat (Abb. 1). Dies gilt sowohl für polytraumatisierte Patienten als auch für Patienten, bei denen aus anderer Indikation eine längere Phase intensivmedizinischer Maßnahmen unter Analgosedierung erforderlich ist.

Für verschiedene Phasen des Therapieverlaufes werden jeweils unterschiedliche Ziele mit sedierenden Maßnahmen angestrebt:

In der ersten und in der Regel kritischen Phase tragen Analgesie und Sedierung erheblich zur primären Stabilisierung des Patienten und Entlastung von sympathoadrenergen Dysregulationen bei. Hierzu ist auch der günstige Einfluß auf erhöhten Hirndruck zu zählen. Für diese Phase hochdosierter Analgetika und Sedativa stehen

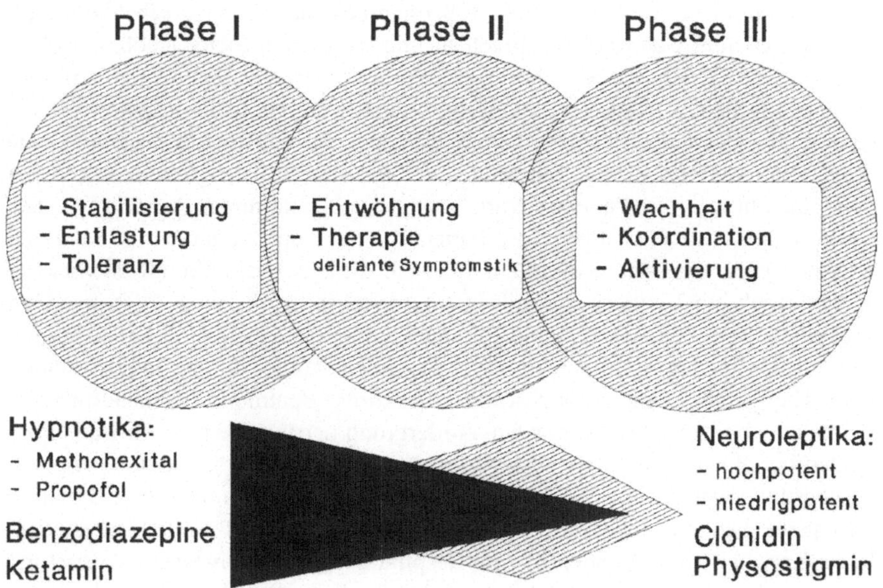

Abb. 1. Ziele der Langzeitsedierung in unterschiedlichen Phasen der Intensivtherapie

eine Vielzahl von Medikamenten und Medikamentenkombinationen zur Verfügung, mit denen diese Ziele angestrebt werden können.

In einer zweiten Phase der Entwöhnung des Patienten nach der initialen kritischen Phase führt nicht bei jedem Patienten Dosisreduzierung von Analgetika und Sedativa direkt zum Ziel des wieder wachen und kooperativen Patienten. Vielmehr stellt sich in vielen Fällen die Problematik eines entweder postraumatischen hirnorganischen Durchgangssyndroms oder einer deliranten Problematik aus vielfältigen Ursachen als eigenständige therapeutische Herausforderung. Unter dem Gesichtspunkt dieser Problematik wird auf unserer Intensivstation schon frühzeitig in der Entwöhnungsphase nach Langzeitsedierung die Indikation für eine Medikation gestellt, die geeignet ist, Durchgangssyndrome entweder prophylaktisch zu vermeiden oder symptomatisch zu mildern: Neuroleptika, Clonidin und im Einzelfall bei zentralanticholinerger Symptomatik Physostigmin. Die Inzidenz solcher deliranter Symptomatik wird in der Literatur mit bis zu 25–30% angegeben. Dies entspricht auch unserer Erfahrung und zeigt, daß es sich hierbei nicht um ein Randproblem handelt.

Fall 1

Eine 28-jährige Patientin wurde nach einem Treppensturz, der durch den Ehemann in alkoholisiertem Zustand ausgelöst worden war, in unsere Notfallambulanz eingeliefert. Sie hatte ein gedecktes Schädel-Hirn-Trauma erlitten und wies als Zeichen einer Beteiligung des Schädels multiple Hämatome und Kopfplatzwunden auf, die zum Teil älterer Genese waren und vermutlich von vorhergehenden Auseinandersetzungen mit dem Ehemann stammten. Außerdem bestand eine Oberschenkelfraktur links. Die Patientin war wach, ansprechbar und wies einen foetor alcoholicus auf. Die Kopfplatzwunden wurden chirurgisch primär versorgt. Im Computertomogramm des Schädels waren traumatische Veränderungen nicht nachweisbar, es zeigten sich jedoch deutliche frontale atrophische Stirn-Hirn-Läsionen und eine mäßige Ventrikelerweiterung. Ein Status, der für eine 28-jährige Patientin sicher nicht regelrecht war. Die Patientin wurde stationär aufgenommen. Am 2. Tage nach der stationären Aufnahme klagte die Patientin über Kopfschmerzen, erbrach und erlitt einen generalisierten Krampfanfall. Nach diesem Krampfanfall entwickelte sich sehr rasch ein Lungenödem mit respiratorischer Insuffizienz. Offenbar über Herzrhythmusstörungen trat Kammerflimmern auf und machte mehrfache Reanimationen mit Defibrillation notwendig. Die Patienten wurde auf die Intensivstation verlegt. Hier standen unter zunächst tiefer Sedierung Beatmung, Kreislauftherapie und antiarrhythmische Medikation im Vordergrund der therapeutischen Bemühungen. Darüber hinaus konnte im Verlauf der Verdacht auf eine Pneumokokkenpneumonie bestätigt werden. Nach 5 Tagen hatten sich pulmonale und kardiale Situation unter entsprechenden Maßnahmen stabilisiert. Am 6. Behandlungstag konnte deshalb die Entwöhnung der Patientin vom Respirator unter stufenweiser Reduzierung der sedierenden Medikation eingeleitet werden. In dieser Phase wurde die Patientin zwar wacher, war aber desorientiert und zunehmend agitiert bis aggressiv. Trotz einer

Medikation mit dem Neuroleptikum Chlorprothixen ließ sich die Symptomatik nicht adäquat bessern und machte eine Fixierung der Patientin erforderlich. Nach einem neurologischen Konsil wurde die Diagnose hirnorganisches Psychosyndrom gestellt. Im weiteren Verlauf wurde am 9. Tag die Oberschenkelfraktur operativ versorgt und die Patientin schließlich am 11. Tag extubiert. Im Pflegebericht dieser Phase ist dokumentiert: die Patientin schläft stundenweise, ist im Wachzustande verwirrt, will aufstehen, vollkommen inkooperativ, Patientin trinkt wenig, versteht es nicht.

Zweierlei ist festzuhalten: Einerseits haben wir unter dem Aspekt der Grunderkrankung zielstrebig gehandelt: Wir haben die respiratorische Insuffizienz unter Beatmung gebessert und die Herzrhythmusstörungen unter adäquater Medikation beherrscht, die Pneumonie durch antibiotische Medikation zum Abklingen gebracht, die Oberschenkelfraktur operativ versorgt und die Patientin dann extubiert. Zweitens erkennen wir jedoch, daß sich in einer Eigendynamik der psychische Zustand der Patienten in einer Weise entwickelte, wie es der Pflegebericht sehr dezidiert beschreibt. Offenbar hatte im Unterschied zur Grunderkrankung keine Besserung erreicht werden können. Die Vermutung darf ausgesprochen werden, daß dieser Eigendynamik in der Gesamttherapie nicht die gebührende Gewichtung beigemessen worden war und das Pflegepersonal mit diesem Problemfeld im wesentlichen allein gelassen wurde. Oft wird ja leider der Pflegebericht des Pflegepersonals in der häufigen Zweigleisigkeit ärztlicher und pflegerischer Maßnahmen nicht entsprechend in die Therapieplanung einbezogen. Dies hat im Einzelfall nicht unhebliche Konsequenzen für den weiteren Krankheitsverlauf: Am 15. Tag der stationären Behandlung kletterte die Patientin über das Bettgitter, erlitt eine erneute Oberschenkelfraktur auf der rechten Seite, und es war deshalb eine erneute operative Versorgung notwendig. Dieses Klettern über das Bettgitter erscheint mir insofern wichtig, als auch wir auf unserer Intensivstation immer wieder die Beobachtung machen müssen: Dem kritisch Kranken wird eine umfassende ärztliche und pflegerische Aufmerksamkeit und entsprechende Versorgung zuteil, so z. B. wenn es sich um die akribische Festlegung der Auswahl und Dosierung der Katecholaminmedikation handelt. Ärztliches und pflegerisches Personal sind in dieser kritischen Phase über große Zeitspannen im Krankenzimmer präsent. Dies ändert sich häufig in der Entwöhnungsphase in charakteristischer Weise: Die Patientin entwickelte in dieser Phase in der beschriebenen Weise ein Durchgangssyndrom. Jetzt hält sich vergleichsweise seltener Personal im Krankenzimmer auf. Desorientierte, agitierte und delirante Patienten sind schwieriger zu führen und dann durchaus auch frustrierende Ansprechpartner. Es kommt zu Vermeidungsreaktionen von seiten des Personals – in erster Linie des ärztlichen Personals.

In dieser Phase ist der Patient ein oft schwieriger, aggressiver, physisch und psychisch schwer zu behandelnder Partner, der in erheblicher Weise gefährdet ist ohne eine kontinuierliche Präsenz.

Erst wenn diese Patienten schließlich die delirante Symptomatik, das Durchgangssyndrom, durchschritten haben und wieder wach, koordiniert, orientiert und ansprechbar sind, erfolgt eine erneute, intensivere Zuwendung von seiten des Personals. Schwestern und Pfleger möchten solche Patienten dann am liebsten noch über die intensivmedizinisch notwendige Phase auf der Intensivstation betreuen.

Was hat bei dieser Patientin das Durchgangssyndrom hervorgerufen? War es das ursprüngliche Schädel-Hirn-Trauma, war es ein vorher bestehende Alkoholabusus? Ist es vielleicht sogar die im Rahmen der Reanimationsmaßnahmen auf der Station erlittene sekundäre hypoxische Hirnschädigung? Selbst eine Fettembolie nach Oberschenkelfraktur muß nicht nur der Vollständigkeit halber diskutiert werden. Es spricht vieles dafür, daß nicht eine einzelne der genannten möglichen Ursachen für den geschilderten Verlauf bei der Patientin verantwortlich sind, sondern die Kombination mehrerer Einzelfaktoren. Insbesondere die Frage, inwiefern ein chronischer Alkoholabusus der Patientin für den Gesamtverlauf verantwortlich ist, muß diskutiert werden.

Diskussion zu Fall 1

***Prof. Bauer*:** Vielen Dank, Herr Buhl, für die Falldarstellung. Ich glaube, hier werden sich einige Fragen ergeben.
***Prof. Huffmann*:** Man kann zur Äthiologie nicht sehr viel sagen, aber mit großer Wahrscheinlichkeit ist die Patientin doch eine chronische Alkoholikerin gewesen. Wenn ich mir vorstelle – sie ist 28 Jahre alt, tätowiert, multiple Hämatome, Foetor alcoholicus, CT mit erheblicher frontaler Atrophie –, dann kann man doch nur von einem Alkoholismus sprechen. In dem beschriebenen Fall befand sich die Patientin tatsächlich in einer Entwöhnung, und ich sehe in den hirnorganischen Anfällen einen Hinweis darauf, daß sie ein Delir durchgemacht hat, das in ein Korsakow-Syndrom einmündete. Deswegen ist sie über das Bettgitter gestiegen. Was natürlich schlimm ist: daß überhaupt Bettgitter befestigt worden sind, denn man soll bei Patienten, die keine Lähmung haben und klettern können, keine Bettgitter anbringen, weil ein Sturz aus der doppelten Höhe erfolgen kann. Die häufigen Frakturen können dafür sprechen, daß sie eine Osteoporose hat, auch die kann alkoholisch bedingt sein. Wenn ich mir eine Kritik an der Therapie erlauben darf: Truxal ist in diesem Fall sicher nicht das richtige Medikament, man muß hochpotente Neuroleptika nehmen oder in dem Fall Distraneurin. Das Distraneurin, mit dem ich mich persönlich sehr beschäftigt habe, ist mit Abstand das beste Mittel gegen Alkoholkrankheiten! Sie wären wahrscheinlich mit Distraneurin ohne weitere Medikation gut zurechtgekommen.
***Dr. Buhl*:** Die Patientin war zu diesem Zeitpunkt schon extubiert worden, und insofern ist die Anwendung von Distraneurin problematisch.
***Prof. Huffmann*:** Ich habe sämtliche Todesfälle nach Distraneurin in der Bundesrepublik zusammengestellt. Es war immer der gleiche Vorgang, die alkoholisierten Patienten sind nachts stationär aufgenommen worden, die intravenöse Infusion wurde angelegt, der diensthabende Arzt rannte weg, kam wieder, der Patient war tot. So darf man das Distraneurin nicht anwenden; wenn noch die Möglichkeit des Schluckens besteht, soll man mit oraler Medikation beginnen. Außerdem gehe ich davon aus, daß die Patienten auf einer Intensivstation so überwacht sind, daß sie während einer Distraneurinmedikation keinen Atemstillstand bekommen.

***Prof. Bauer*:** Das sollte man möglichst unterstellen. Aber dennoch ist auch hier trotz bekannter Alkoholanamnese, trotz bekanntem Schädel-Hirn-Trauma und zusätzlichen strukturellen Schäden offensichtlich eine gewisse Ataxie in der rechten Handhabung des rechten Medikamentes zur rechten Zeit festzustellen.
***Prof. Huffmann*:** Meine Reaktion lag an Ihrem neurologischen Konsiliarius und an diesem teuflischen Ausdruck hirnorganisches Psychosyndrom, der so undifferenziert ist, das ich ihn jedem Studierenden in Marburg übelnehmen würde. Jeder muß doch sagen: war der Patient desorientiert, war er im Korsakow-Syndrom, oder war er bewußtseinsgetrübt? Daran liegt es.

Wenn Sie einen Tip bekommen hätten, in Richtung Delir oder Korsakow, dann hätten Sie auch richtig behandelt.
***Dr. Buhl*:** Ich wollte keinen Fall vorstellen, der den mustergültigen Verlauf zeigt; „wie zielsicher bei uns alles klappt“. Wir wollen vielmehr Fragen ansprechen, die offengeblieben sind. Natürlich haben wir an Alkoholismus gedacht. Eines der Probleme ist: Die Patientin war erst auf der Normalstation, danach auf der Intensivstation, ließ sich dann unter entsprechender Therapie gut stabilisieren und schließlich extubieren. Ich habe schon gezeigt, daß der Verlauf mit Normalisierung der Herz- und Kreislauffunktion, Stabilisierung der pulmonalen Situation, Extubation, Versorgung der erneuten Oberschenkelfraktur medizinisch gut gehandhabt worden ist. Der Fehler ist, daß die Aufzeichnungen des Pflegepersonals nicht in der erforderlichen Weise gewichtet wurden. Die Eskalation der psychopathologischen Symptome zeigte, daß der Rückzug medizinischer Akribie nach getaner Hauptarbeit vorschnell war und die delirante Symptomatik nicht in gleicher Akribie therapiert wurde.
***Prof. Huffmann*:** Die hirnorganischen Anfälle können ein Delir ersetzen. Es kommt offensichtlich vor, daß die Reaktionsweise des Gehirns auf den Alkoholentzug nur in Form eines oder mehrerer hirnorganischer Anfälle auftritt und daß die eigentliche delirante Unruhe, die jeden erkennen läßt, daß ein Delir besteht, ganz wegfällt. Es kann auch sein, daß die sicher vorhandene Sedierung die delirante Symptomatik zugedeckt hat und nur der hirnorganische Anfall übriggeblieben ist, der dann nicht unmittelbar an das Vorliegen eines Delirs denken läßt.
***Prof. Bauer*:** Das ist der tiefere Sinn der Diskussion des Nachmittags: Wir wollten Ihnen keine Potemkinschen Dörfer vorführen, sondern Fälle zeigen, mit denen wir Probleme haben, und ich unterstelle einmal, wenn Sie solche Fälle, solche Patienten zu behandeln haben, daß Sie ähnlich gelagerte Schwierigkeiten zu überwinden haben. Herr Buhl, bitte stellen Sie Ihren zweiten Fall vor.

Fall 2

Im zweiten Fall ist der Verlauf deshalb wichtig, weil auf eine zwar invasive, aber sehr aussagekräftige Methode zurückgegriffen werden konnte, die in einer Phase der psychomotorischen Unruhe bei einem Patienten die sich dadurch ändernde Kreislaufsituation global sehr schnell erkennen ließ.

Wir haben bei einem gefäßchirurgischen Patienten postoperativ mittels einer fiberoptischen Messung die gemischt-venöse Sauerstoffsättigung registriert. Die

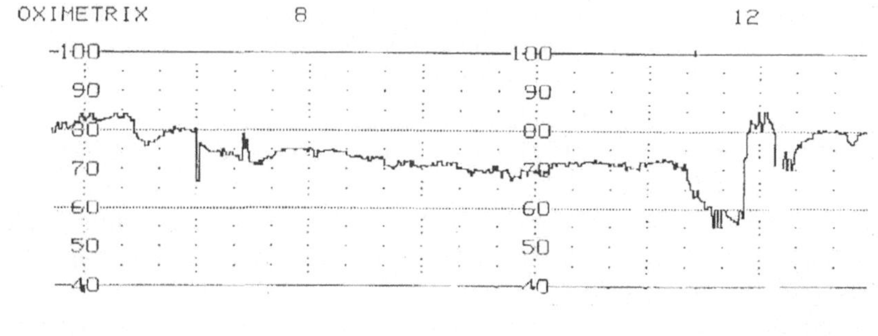

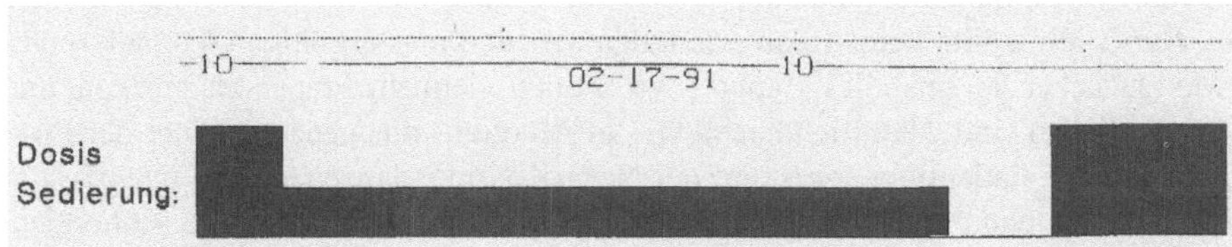

Abb. 2. Verlauf der gemischt-venösen Sättigung nach Reduzierung, Absetzen und erneuter Vertiefung der Sedierung bei einem Patienten mit psychomotorischer Agitiertheit

gemischt venöse Sauerstoffsättigung ist unter der Voraussetzung einer ausreichenden arteriellen PO_2-Spannung ein globaler Parameter für die Frage, ob die Kreislauffunktion für den aktuellen Sauerstoffbedarf adäquat ist, die Grenzen der Belastungsfähigkeit erreicht sind oder diese sogar schon überschritten sind, d.h. bereits eine allgemeine Sauerstoffschuld entstanden ist. Dies würde sich in einem Absinken der gemischt-venösen Sauerstoffsättigung dokumentieren. In der Entwöhnungsphase, wenn die Sedierung stufenweise reduziert wird, ist häufig ein diskretes Absinken der gemischt-venösen Sauerstoffsättigung zu beobachten, ohne aber in der Regel pathologische Werte zu erreichen. Ein Abfall der gemischt-venösen Sauerstoff-Sättigung unter 70–72% muß als pathologisch gewertet werden. Bei unserem Patienten ist während der Entwöhnungsphase die gemischt-venöse Sauerstoffsättigung nach Reduzierung der sedierenden Medikation von 80 % auf 70 % gesunken und nach Absetzen der Medikation innerhalb sehr kurzer Zeit auf unter 60 % abgefallen. Dies dokumentierte eine Verschlechterung der Kreislaufsituation, die in diesem Ausmaß nicht direkt erkennbar gewesen wäre, wenn sie nicht mit einem solchen Verfahren erfasst worden wäre. Der Patient wurde wacher – und dies war angestrebt –, entwickelte mit zunehmender Wachheit aber eine hochgradige psychomotorische Unruhe, und diese war offenbar mit erhöhter Kreislaufbelastung und vermehrtem Sauerstoffverbrauch verbunden und führte rasch zu einer globalen Sauerstoffschuld. Die gemischt-venöse Oxymetrie ließ die Entwicklung einer derartigen Verschlechterung on-line erkennen und führte zu einer Überprüfung der Medikation. Als wesentliche Ursache der eingetretenen O_2-Schuld mußte die eingetretene psychomotorische Unruhe nach Reduzierung der sedierenden Medikation angenommen werden, da Katecholamintherapie und Beatmung ohne Änderung weitergeführt worden waren. Es wurde so erkennbar, daß im Verlauf der Therapieführung die

Reduzierung der Sedierung offenbar zu früh vorgenommen worden war. Erneute Vertiefung der Sedierung stabilisierte die Situation wieder und dokumentierte sich im Anstieg der gemischt-venösen Sauerstoffsättigung (Abb.2).

Der weitere Verlauf gestaltete sich dann problemlos, und der Patient konnte nach einigen Tagen unter stabilen Herz-Kreislaufverhältnissen entwöhnt werden.

Diskussion zu Fall 2

***Prof. Bauer*:** Vielen Dank, Herr Buhl, für diesen sehr schönen Fall. Er zeigt exemplarisch nichts anderes als das, was Herr Lennartz schon an unserem 1. Fall moniert hat: daß ein Verzicht in dieser Phase der medikamentösen oder auch der Respiratorentwöhnung auf eine kontinuierliche Kontrolle der Blutgase bzw. der Sauerstoffsättigung nicht möglich ist.

***Prof. Lennartz*:** Das war ein klares Statement. War das ein kardiochirurgischer Patient?

***Dr. Buhl*:** Nein.

***Prof. Lennartz*:** Woher hat er einen so hohen Pulmonalarteriendruck gehabt?

***Dr. Buhl*:** Es war ein Patient, der gefäßchirurgisch operiert war, auf der Allgemeinstation aus dem Bett gestürzt war und dann notfallmäßig auf die Intensivstation verlegt wurde.

***Prof. Lennartz*:** Der Sturz war wahrscheinlich auch schon Ausdruck eines Low-output-Syndroms mit cerebraler Hypoxie. Hier akut, Ihr Handeln war völlig korrekt. Ich hätte evtl. die Dosierung der Katecholamine zusätzlich etwas höher gestellt und abgewartet, bis die Herz- und Kreislaufsituation sich stabilisiert hat. Dieser Fall zeigt sehr deutlich, daß man dem Sauerstoffverbrauch des Patienten während dieser Phase ganz besondere Aufmerksamkeit widmen muß, um frühzeitig erkennen zu können, wann der Patient durch Hypoxie gefährdet ist. Es ist natürlich nicht möglich, bei jedem Patienten die zentral-venöse oder gemischt-venöse Sauerstoffsättigung kontinuierlich zu messen, aber es ist ausreichend, intermittierend zentral-venöse Blutgasanalysen zu veranlassen, die ebenso gut zeigen, was sich tendenziell für Herz und Kreislauf abzeichnet.

***Prof. Bauer*:** Herr Buhl, Ihr Versuch , den Patienten zu entwöhnen, ist beim ersten Mal gescheitert. Das haben Sie uns nicht gezeigt, aber ich vermute, Sie haben es ein paar Tage später wieder versucht, diesmal mit Erfolg. Was hat sich denn in der Zwischenzeit verändert? Man kann sagen, der Patient hat sich erholt. Aber was hat sich konkret erholt? Was hat sich konkret geändert?

***Dr. Buhl*:** Ich habe diesen Fall nicht gezeigt, um zu demonstrieren, daß Verwirrtheit nur durch Sedierung zu behandeln ist, sondern daß Verwirrtheit auch wesentliche Parameter der kardiovaskulären Gesamtsituation sehr ungünstig beeinflussen kann. Im weiteren Verlauf konnten wir nach 2 Tagen die Katecholamine deutlich reduzieren und hatten auf diese Weise ein Signal dafür, daß die kardiale Situation sich besserte und die Entwöhnung sich wohl nun problemloser durchführen ließ. Zu diesem Zeitpunkt stand uns allerdings die gemischt-venöse Sauerstoffsättigung nicht mehr zur Verfügung, weil der pulmonalarterielle Katheter inzwischen entfernt worden war. Insofern kann ich die erneute Entwöhnung nicht mit so schön dokumentierten on-line-Messungen demonstrieren.

***Prof. Lennartz*:** Diese Fälle habe ich auch früher schon gesehen bei Patienten, die einen Herzklappenersatz bekommen haben. Wir haben sie beatmet, dann spontan atmen lassen, dann reduzierte sich der Cardiac-Output , die Patienten entwickelten ein Low-Output-Syndrom, wurden delirant, hypoxisch und waren dann kaum noch im Bett zu halten. Nachdem sie wieder sediert und beatmet wurden, haben sie sich gut erholt.

Prof. Bauer: Aus der Diskussion dürfen wir nur den einzigen Schluß ziehen, daß die Entwöhnung sowohl vom Respirator wie von den Medikamenten eine für den Patienten äußerst kritische, ja geradezu gefährliche Phase darstellt, die einer ganz strengen Monitorüberwachung bedarf. Insofern haben wir jetzt einen Standard erreicht, den wir festhalten wollen und der für unsere Schlußbetrachtung wichtig ist.

Teil III: Diskussionen und Zusammenfassung

Zusammenfassung

B. L. BAUER

Wir haben versucht, das Thema von mehreren Seiten anzusprechen. Herr Dimpfel hat gezeigt, wie man mit den verschiedenen Medikamenten umgehen soll. Wir haben gelernt, daß die Interaktionen dieser Medikamente möglicherweise Probleme schaffen, die wir eigentlich mit solchen Medikamenten vermeiden wollen.

Herr Huffmann hat in seinem Vortrag sehr schön dargestellt, daß wir uns in einem Babylon der Sprachverwirrung befinden, wenn wir von ,,exogenem Reaktionstyp", ,,hirnorganischem Psychosyndrom", ,,Durchgangssyndrom", ,,exogenen Psychosen" sprechen. Es war sicher sehr verdienstvoll zu zeigen, daß es sich eben um ein ,,Durchgangssyndrom" handelt, d.h. um einen dynamischen Vorgang, der Wechselwirkung des Gehirns, das die Peripherie kontrolliert und andererseits der Wirkungen der Peripherie auf die Funktion des Gehirns, das von der Peripherie beeinflußt wird.

Herr Thiel hat die Medikamenteneffekte auf Herz- und Kreislauffunktion und auf die Regulation der Lunge dargestellt. Die Präsentation war plastisch und ausreichend genug, um uns dafür zu sensibilisieren, daß im Umfeld gerade der Schädel-Hirn-Verletzungen, der Polytraumen besonders der alten Menschen neben psychischen Veränderungen eine Reihe von Herz- und Kreislaufreaktionen und Lungenveränderungen auftreten, die keineswegs psychologisiert werden dürfen. Ihre organischen Grundlagen müssen erkannt und entsprechend therapiert werden. Wenn wir das bedenken und wenn wir die geeigneten Mittel der Kontrolle (CT, MRT, EEG, Kontrolle der Blutgaswerte, Normalisierung von Wasser- und Elektrolythaushalt) einsetzen, sollte es heute keine Schwierigkeit mehr sein, einen solchen Verlauf mindestens vom Diagnostischen her zu beherrschen. Sehr viel problematischer ist die medikamentöse Therapie solcher Durchgangssyndrome. Der einfache Verwirrtheitszustand wird sich als ein geringeres Problem darstellen als das schwere Durchgangssyndrom, das evtl. mit zentralen vegetativen Regulationsstörungen verbunden ist. Ich möchte das Statement abgeben, daß sich die Basistherapie des ,,hirnorganischen Durchgangssyndroms" medikamentös an der Maxime orientiert: so wenig wie möglich, so viel als unbedingt erforderlich. Wir sollen die Patienten im ,,Durchgangssyndrom" nicht mit unseren Medikamenten ,,herunterknüppeln", sondern die oft so quälende, gespannte Unruhe, ängstliche Verwirrtheitszustände behandeln, d.h. die Symptome mildern oder beseitigen und die Patienten nicht noch sekundär medikamentös zu intoxicieren.

Herr Lennartz hat wiederholt darauf hingewiesen, daß der in kritischem Zustand befindliche Organismus nichts notwendiger braucht als Sauerstoff. Das heißt, die

Sauerstoffversorgung des Patienten, die Normalisierung der Elektrolyt- und O_2- bzw. CO_2-Verhältnisse hat absolute Priorität.

Nur auf dieser Basis können wir davon ausgehen, solche Syndrome zu beherrschen und in der Interpretation der Symptome und in der Anwendung der Medikamente nicht allzu viele Fehler zu machen.

Den Ausführungen von Herrn Lennartz folgend, würde man für den Patienten mit hirnorganischem Psychosyndrom – wenn es nicht allzuschwer ausgeprägt ist und wenn keine zentralen Regulationsstörungen vorliegen – eine Kombinationsbehandlung von Phentanyl und Barbituraten vorziehen. Herr Karimi, würden Sie dies auch tun?

***Prof. Karimi*:** Da es sich hierbei nicht um „Brain protection" handelt, antworte ich mit Ja. Die Begründung ist: wir sprechen in diesem Zusammenhang von der Sedierung mit den Barbituraten.

Herr Buhl, Sie haben sich mit den sehr kurz wirksamen Barbituraten im Hinblick auf die Langzeitsedierung beschäftigt. Möchten Sie aus Ihrer Erfahrung dazu ein Wort sagen? Ich halte das nicht für unwichtig.

***Dr. Buhl*:** Ich bin mit Herrn Lennartz einig, wenn man die „Olympiade der Aufwachzeiten" nicht mit dem kurz wirksamen Medikament, nur weil es möglich ist, durchführt, dann ist auch in der Art der Führung kein großer Unterschied zwischen den langzeitig und kurzzeitig wirkenden Barbituraten. Ein schnelles Absetzen der Barbiturate bringt immer die Gefahr mit sich, durch den schnellen Entzug und, damit ausgelöst, dem abrupten Aufwachvorgang Triggermechanismen in Gang zu setzen, welche die Entwicklung von psychischen Veränderungen ungünstig beeinflussen können. Dies ist der wesentliche Unterschied zwischen uns beiden, daß Herr Lennartz von vornherein eine lang wirkende Substanz bei Patienten nimmt, die voraussichtlich sehr lange zu therapieren sind. Wir haben es glücklicherweise mit kürzeren Verläufen zu tun und können unter entsprechender Vorsicht von der kurz wirkenden Substanz profitieren.

***Prof. Bauer*:** Nun haben wir es in der Neurochirurgie, sehr häufig auch in der Neurologie mit sehr lang andauernden Bewußtlosigkeiten oder Durchgangssyndromen zu tun. Wir tendieren daher eher zu länger wirkenden Barbituraten. Eine andere Frage ist die, Herr Karimi, können Sie dazu noch ein Wort sagen: Kommt man bei Hirnverletzten mit sehr starken vegetativen oder motorischen Entgleisungen – ich denke jetzt an ergotrope Reaktionen mit Blutdruckanstieg, Pulsanstieg, hoher Temperatur und damit hohem Sauerstoffverbrauch – mit Phentanyl und mit den Barbituraten zu einem guten Ergebnis? Wir tendieren in diesen Fällen, in denen wir echte zentrale Regulationsstörungen gleichzeitig zur psychomotorischen Unruhe zu behandeln haben, immer noch zu einer Kombination von Dolantin-Atosil, um die vegetative Seite verstärkt in den Griff zu bekommen. Können Sie dazu etwas sagen?

***Prof. Karimi*:** Wir unterscheiden zwischen hypertonischem Syndrom und hypotonischem Syndrom. Das hypertonische Syndrom ist charakterisiert durch Hypertonie, Tachykardie und hauptsächlich Hyperkapnie und Hyperthermie. Diese Hyperkapnie ist in der Regel durch eine vermehrte Muskelarbeit, aber gleichzeitig auch durch eine Kreislaufzentralisation bedingt. Der ganze arterielle Schenkel des peripheren

Gefäßsystems ist quasi zu. Die Muskelarbeit ist erhöht, rektal gemessen haben die Patienten nicht selten Temperaturen bis 40 Grad Celsius. Wir wissen, daß die Peripherie am besten durch Dolantin weitgestellt wird. An und für sich wäre diese Zentralisation nicht schlimm, aber letzten Endes führt dies zu einer Gefäßparalyse und zu einem völligen Zusammenbruch der gesamten Herz- und Kreislaufregulation. So unterscheiden wir zwischen einer sog. vegetativen Unruhe und einer motorischen Unruhe. Beide sind sedierungspflichtig. Jeder Therapeeut soll das Mittel wählen, mit dem er Erfahrung hat, aber in diesen Fällen haben wir eigentlich keine Bedenken, bis zur Vollnarkose zu gehen.

***Prof. Bauer*:** Wir haben bei solchen Patienten mit dem Swann-Ganz-Katheter gemessen und es hat sich immer wieder gezeigt, daß wir es oft mit einem Low-Outputsyndrom (Kardiac-Index unter 2) zu tun haben bei gleichzeitig extrem hohem peripheren Widerstand. Es genügte in diesen Fällen, die Patienten so zu behandeln, daß wir den extrem hohen peripheren Widerstand beseitigen bei leichter Volumenzugabe. So konnten wir die kardialen Parameter normalisieren, ohne daß sie weitere nennenswerte Unterstützung brauchten. Der delirante Patient, der mit eiskalten Extremitäten und einer zentralen Temperatur von 39 Grad Celsius im Bett liegt, leidet an dieser ergotropen/hypertonen Reaktion. Es handelt sich dabei um sowohl zirkulatorisch als auch metabolisch äußerst unökonomische Regulationsstörungen, die man mit Barbiturat und Phentanyl alleine oder gar mit Psychopharmaka nicht normalisieren kann. Vor allem müssen in diesen Fällen die Herz- und Kreislaufsituation ökonomisiert werden, die Muskelarbeit muß reduziert werden, die Gas- und Elektrolythomöostase muß normalisiert werden.

Wir kommen zur Diskussion mit den Referenten und Berichterstattern.

Diskussionsrunde

***Prof. Lennartz*:** Gleich zu Anfang möchte ich ein Thema aufgreifen, das im Rahmen des Vortrags über Atmung/Beatmung (Dr. Thiel) schon andiskutiert wurde. Die Sedierung und die Notwendigkeit, einen Patienten, den man kontrolliert beatmet und hyperventiliert, auch zu sedieren und zu relaxieren. Ich habe früher auch gedacht, daß hierzu eine Notwendigkeit besteht. Inzwischen haben wir uns davon überzeugt, daß es auch möglich ist, einen Patienten ohne Relaxierung zu beatmen. Ich erinnere an den Ausspruch von Dr. Thiel: „Man muß den Respirator an den Patienten adaptieren und nicht umgekehrt". Als Beispiel möchte ich 3 Fälle anführen:

Fall 1

Einen Patienten mit einem leichten gedeckten Schädel-Hirn-Trauma, Schweregrad I, und einer schweren Lungenkontusion. Dritter Tag der Beatmung, der Patient sitzt im Sessel und bekommt seinen Tee zu trinken.

Der Respirator zeigt auf der Druckanzeige einen Peep von 10, d.h. ein positiv endexpiratorischer Druck wird dem wachen Patienten zugemutet. Der Patient fühlt sich sehr wohl dabei, hat keinerlei Beschwerden und erhält zu einer leichten Sedierung 0,1 Luminal 2mal am Tag.

***Prof. Bauer*:** Herr Lennartz, so ein PEEP ist für den Patienten, wenn er wach ist und spontan atmet, doch sehr unangenehm?

***Prof. Lennartz*:** Der Patient war wach und kontrolliert beatmet, er hat dabei im Sessel gesessen, sich wohlgefühlt und die Zeitung gelesen.

***Prof. Karimi*:** Ist in diesem Fall eine Beatmung überhaupt notwendig gewesen?

***Prof. Lennartz*:** Ja, wegen der Lungenkontusion war zu diesem Zeitpunkt die Beatmung absolut notwendig, da der Patient sonst hypoxisch geworden wäre.

Fall 2

***Prof. Lennartz*:** Selbst mit einem sehr alten Beatmungsgerät, mit dem man eigentlich nur kontrolliert beatmen kann, lassen sich solche Beatmungsformen ohne Sedierung durchführen. Ich erwähne ein Kind mit einem Polytrauma (Unterschenkel-Oberschenkelfraktur, Lungenkontusion, Schädel-Hirn-Trauma). Das Kind wird am achten Tage ohne jede Sedierung beatmet und macht einen sehr guten Eindruck. Das Kind ist nicht parenteral, sondern enteral ernährt. Es ist also ohne weiteres möglich, auch Patienten mit einer sehr leichten Sedierung zu hyperventilieren, so daß der Hirndruck unter der Beatmung mit dem notwendigen Peep nicht ansteigt.

Fall 3

Eine Spezialität unserer Klinik ist die extrakorporale CO_2-Elimination über Membranlungen beim ARDS. Eine junge Frau, die am extrakorporalen Bypass hängt, ist unter einem „high peep" mit hohem Peep von 20 völlig wach, fühlt sich wohl, hebt die Hand, um zu zeigen, daß es ihr wohl geht. Sie ist nicht beatmet, hat einen pCO_2 von 30 und atmet nicht. Auch das ist möglich. Wenn ein Patient eine respiratorische Unterstützung (respiratory support) braucht, können wir diese Unterstützung so gestalten, daß der Patient nicht mehr das Gefühl hat, daß er Luftnot hat und atmen muß, sondern daß ihm eben so geholfen ist, daß er keine Angst und ausreichenden Sauerstoff hat.

Wenn der Patient gegen den Respirator arbeitet, ist dies ein Zeichen dafür, daß etwas nicht richtig ist, entweder im Patienten, am Respirator oder an der Einstellung des Respirators. Wenn wir so arbeiten können, daß die Patienten sich dabei wohlfühlen, brauchen wir in vielen Fällen weder eine Sedierung noch Relaxierung.

***Prof. Bauer*:** Herr Lennartz, dazu noch ein Wort: Es ist natürlich klar, daß in einer hochspezialisierten Abteilung im Umgang mit solchen Patienten Höchstleistungen realisierbar sind. Wir sprechen aber vom Durchgangssyndrom, und es ist eben gerade dadurch gekennzeichnet, daß der Respirator richtig eingestellt ist, es uns aber aufgrund der psychomotorischen Unruhe, der leichten Bewußtseinstrübung oder gar der produktiv-psychotischen Symptome (Halluzinationen) eben nicht gelingt, das Beatmungsgerät an diesen Patienten zu adaptieren. Der Patient im hirnorganischen Durchgangssyndrom macht eben sehr häufig gerade nicht das, was Sie bei Ihren Patienten, die kooperativ sind, aber ein schweres ARDS haben, machen können. Ich möchte als Beispiel einen weiteren Fall anfügen: Nehmen wir einen älteren Menschen um die 65 oder 70 Jahre. Er wird in die Klinik eingeliefert, ist vielleicht leicht bewußtseinsgetrübt, aber sonst unauffällig. Am zweiten, dritten Tag wird er unruhig, psychomotorisch verwirrt, halluziniert, ist leicht bewußtseinsgetrübt, und wir stellen fest, daß in der Lunge feuchte Rasselgeräusche zu hören sind und eine sehr starke bronchiale Hypersekretion in Gang gekommen ist. Der Patient atmet nicht mehr richtig durch, hustet nicht mehr ab. Nun stellt sich die Frage, was sollen wir mit diesem Patienten tun? Sollen wir ihn sedieren – wodurch sich mit Sicherheit die Pneumonie am zweiten, dritten, vierten Tag unvermeidbar einstellen wird? Oder sollen wir diesen alten Menschen mit seiner Hypertonie, seinem Lungenemphysem, seiner kardialen Problematik, intubieren und beatmen? Aufgrund der Gesamtkonstellation ist bei Spontanatmung die Sauerstoffschuld für diesen Organismus zwangsläufig vorprogrammiert. Wenn wir diesen alten Menschen dann schließlich intubieren, stellt sich bereits das nächste Problem ein: Wie können wir ihn nachher wieder vom Respirator entwöhnen? Gerade für diesen Fall, der sich tagtäglich in unseren Krankenhäusern ereignet, möchte ich die Meinung der Spezialisten hören.

***Prof. Lennartz*:** Ich gebe Ihnen völlig recht, Herr Bauer. Auch diesen Patienten würde ich intubieren, sedieren, erst einmal versuchen, unter Sedierung zu beatmen, und wenn das aufgrund seiner schlechten Lungenfunktion nicht geht, weil die Compliance zu schlecht ist und viele andere Gründe dafür sprechen, würde ich ihn auch noch zusätzlich relaxieren. Dies ist selbstverständlich. Man muß es allerdings

von Patient zu Patient differenziert betrachten und kann nicht generell sagen: Alle Patienten, die aus irgendwelchen Gründen beatmet werden müssen, die aber keine pulmonale Ursachen haben, muß unbedingt voll sediert und relaxiert werden.
***Prof. Bauer*:** Ich stimme Ihnen zu und wehre mich ebenso gegen den Begriff ,,Das machen wir immer so“ oder ,,Das machen wir nie so“. Ich glaube vielmehr, man kann in der Tat nur eine maßgeschneiderte, auf die speziellen Belange des einzelnen Patienten zugeschnittene Beatmungstherapie und Sedierung betreiben. Wenn ich Sie richtig verstehe, würden Sie also bei diesem alten Menschen das Risiko des Entwöhnens vom Respirator nachher als das kleinere Übel ansehen und ihn auf keinen Fall eine Sauerstoffschuld eingehen lassen.
***Dr. Thiel*:** Ja, zu den Problemen der Relaxation sind wir uns einig. Wir relaxieren die Patienten, wenn es nicht aus irgendeinem anderen Grunde unbedingt sein muß, nicht mehr. Sie bekommen ihre Analgosedierung, möglicherweise etwas mehr Sedativa als andere. Wir versuchen, die Therapie so individuell wie möglich zu gestalten, um die unerwünschten Nebenwirkungen weitgehend zu vermeiden.
***Prof. Bauer*:** Können Sie wirklich die Art der Atemmechanik so ökonomisch gestalten, daß ein erhöhter Sauerstoffverbrauch durch die Bemühungen des Patienten gegen den Respirator praktisch keine Rolle spielt?
***Dr. Thiel*:** Nein, Bemühungen des Patienten gegen den Respirator sollten unter allen Umständen vermieden werden.
***Prof. Bauer*:** Müssen, müssen unbedingt vermieden werden!
***Dr. Thiel*:** Es sollte so sein, daß der Respirator dem Patienten hilft. Diese Einstellung versuchen wir am Respirator zu finden, das ist manchmal in der Tat nur durch Ausprobieren möglich.
***Dr. Dauch*:** Nachdem Professor Lennartz uns das Beatmungsregime ohne Sedierung gezeigt hat, haben wir es mit Erfolg angewandt. Aber: die Anwendung glückte bei den Patienten, die sehr krank sind, und bei denen, die von seiten des Gehirns bereits wieder weitgehend gesund waren. Aber gerade die Zahl der Patienten, bei denen es nicht glückt, d.h. bei denen die Adaption des Respirators an die Bedürfnisse des Patienten sehr schlecht gelingt, ist in der Neurochirurgie sehr groß. Ohne Relaxierung zu arbeiten, ist bis heute die Regel bei uns.
***Prof. Lennartz*:** Ja, das ist klar, Herr Dauch. Das habe ich auch nicht bestritten. Ich wollte nur die These: Sedieren und Relaxieren gehören zusammen, diese These wollte ich relativieren. Ich will, daß die Patienten so wenig Medikamente wie möglich bekommen. Nur die, die sie wirklich brauchen.
***Prof. Bauer*:** Bitte, noch weitere Bemerkungen? – Herr Dauch, möchten Sie ein Schlußwort zum Thema Schädel-Hirn-Trauma sagen?
***Dr. Dauch*:** Was meines Erachtens noch nicht klar geworden ist, ist: das Schädel-Hirn-Trauma ist natürlich ein Überbegriff über sehr viele Arten von Läsionen, und Professor Karimi hat uns eine Reihe von zerebralen Läsionen gezeigt. Wir haben bei den Kindern ganz unterschiedliche Läsionen gesehen. Zum einen die fokalen Läsionen und zum anderen die disseminierten Läsionen im Sinne der diffusen axionalen Traumatisationen des Gehirns. Schließlich, im Rahmen auch einer Hyperämie. Ich glaube nicht, daß sich die Symptomatik des Psychosyndroms bei diesen beiden Kindern zufällig so deutlich unterscheidet, mit oder ohne paranoide Züge. Diese

Symptomatik spielt wahrscheinlich eine größere Rolle als wir ihr bis jetzt zugestanden haben. Sie ist wichtig und bei der Auswahl der Medikamente zu berücksichtigen.

***Prof. Bauer*:** Herr Buhl, noch ein Schlußwort?

***Prof. Buhl*:** Kein Schlußwort. Es soll eine Tagung sein, die etwas eröffnet. Ich möchte an das Phänomen anknüpfen, daß es im Umfeld des traumatischen organischen Psychosyndroms mit Antriebsstörungen, Bewußtseinsstörungen, psychotisch-produktiven Symptomen häufig zum Verständnisverlust derer kommt, die mit solchen Patienten zu tun haben. Ich hoffe, daß wir unruhig geworden sind, um uns dieser Verständnislosigkeit bewußt zu werden und nicht länger einem Verdrängungsmechanismus zum Opfer zu fallen. Die Tagung sollte uns dafür sensibilisiert haben, daß wir uns im Umfeld der Entwöhnungsphase vom Respirator beim Patienten mit organischen Durchgangssyndromen um den Patienten kümmern und auch die seelischen Bedürfnisse der Patienten dabei nicht vergessen. Wenn jemand, wie bei uns dieser Tage passiert, im Zuge einer CT-Untersuchung ganz unkontrolliert „weggespritzt" wird, dann in diesem Zusammenhang aspiriert und eine Pneumonie entwickelt, hat dies eben etwas mit der Verständnislosigkeit, mit Unkenntnis zu tun. Deswegen möchte ich mich bei Ihnen, Herr Prof. Bauer, ganz herzlich bedanken, daß Sie sich diesem Thema – für mich ganz überraschend – gewidmet haben, weil es normalerweise am Rande unseres therapeutischen Handelns steht und zu solchen Phänomenen führt, von denen wir heute gehört haben.

***Prof. Bauer*:** Herr Buhl, es handelt sich hierbei keineswegs um ein Randproblem, sondern um ein zentrales Problem unserer tagtäglichen Bemühungen um den Patienten auf vielen Intensiv- und Normalstationen aller Krankenhäuser.

Meine sehr verehrten Damen und Herren, wir sind am Ende der Tagung angekommen. Ich bedanke mich bei den Referenten, bei den Moderatoren, bei meinen Mitarbeitern, aber selbstverständlich bei Ihnen, meine Damen und Herren, die Sie durch Ihr Erscheinen diese Veranstaltung überhaupt erst ermöglicht haben. Ich hoffe, daß wir Ihnen einige wichtige Informationen zur Problematik des hirnorganischen Durchgangssyndroms geben konnten. Es hat sich klar herausgestellt, daß es eine Patentlösung in der Therapie dieser Syndrome nicht gibt. Aber wie bei vielen Dingen in der Medizin, und nicht nur in der Medizin, ist es so, daß oft alleine das „Darandenken" schon Lösungsansätze bietet. Die Vermeidung einer Sauerstoffschuld durch eine den Bedürfnissen des Patienten adaptierte Beatmung, die Normalisierung von Herz und Kreislauf, Regulationsstörungen sowie die Wiederherstellung und Stabilisierung der Blutgas- und Elektrolythhomöostase stellt die Grundlage der medikamentösen Therapie des traumatischen hirnorganischen Psychosyndroms dar. Nicht Sedierung und Relaxierung heißt die Lösung, sondern die individuelle, auf die Symptomatologie des hirnorganischen Psychosyndroms ausgerichtete medikamentöse Behandlung und die Beseitigung jeder Sauerstoffschuld bringt uns der Lösung des Problems nahe.

Springer-Verlag und Umwelt

Als internationaler wissenschaftlicher Verlag sind wir uns unserer besonderen Verpflichtung der Umwelt gegenüber bewußt und beziehen umweltorientierte Grundsätze in Unternehmensentscheidungen mit ein.

Von unseren Geschäftspartnern (Druckereien, Papierfabriken, Verpackungsherstellern usw.) verlangen wir, daß sie sowohl beim Herstellungsprozeß selbst als auch beim Einsatz der zur Verwendung kommenden Materialien ökologische Gesichtspunkte berücksichtigen.

Das für dieses Buch verwendete Papier ist aus chlorfrei bzw. chlorarm hergestelltem Zellstoff gefertigt und im pH-Wert neutral.